JN430390

아픈 당신에게
숲을 처방합니다

질병 없는 삶을 위한
6주 숲건강 프로젝트

서정아 지음

아픈 당신에게
숲을 처방합니다

청림출판

한 그루의 나무가 모여 푸른 숲을 이루듯이
청림의 책들은 삶을 풍요롭게 합니다.

건강하고 행복한 삶의 원천인
숲속에서 이 책을 읽어 보세요.

몸과 마음의 질병에서 해방되는 것은
당신을 향한 대자연의 영화로운 뜻입니다.

"치료는 자연(숲)이 한다.
의사는 도울 뿐이다."

_히포크라테스

숲을 다니면서
내 삶이 바뀌기 시작했다

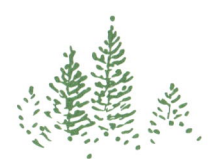

숲이 가진 치유의 힘을 알지 못했던 몇 년 전, 모든 일이 힘겨웠습니다. 쉴 틈 없이 이어지는 일과 육아로 녹초가 된 몸은 물론, 바닥을 모르고 떨어진 자존감에 마음까지 흔들렸습니다. 그때, 지푸라기라도 잡는 심정으로 숲을 찾았습니다. 출근 전, 집 근처 숲을 걸었을 뿐인데 놀랍게도 고갈된 에너지가 채워지며 다시 열심히 살아갈 힘이 솟았습니다. 그때부터 어렴풋이 숲이 가진 위대한 치유의 힘을 느꼈던 것 같습니다.

　그 후로 1년 동안 매주 적어도 두 번씩 숲을 찾으며 앙

상해진 영혼을 살찌우고, 체력을 다져 생각만 하던 봉사활동을 시작할 수 있었습니다. 숲에서 받은 영감을 바탕으로 동화책과 건강에 관한 자기계발서를 쓰기도 했습니다. 무엇보다 숲에서 되찾은 몸과 마음의 여유 덕분에 삶의 태도가 긍정적으로 바뀌었습니다.

숲의 치유력을 경험할수록 안타까웠습니다. 왜 사람들은 이 놀라운 에너지와 창의력의 원천을 알지 못하는 걸까, 하고요. 이른 새벽, 숲을 찾는 이들은 노인과 새뿐이었습니다. 주변을 둘러보니 아이들마저 우울증으로 약을 먹을 만큼 몸과 마음이 아픈 사람이 넘쳐났습니다. 하지만 숲이라는, 놀라운 치유력이 있는 공간을 찾는 이들은 극소수에 불과하다는 사실이 안타까웠습니다. 더군다나 숲은 단순히 병을 예방하고 치유하는 차원을 넘어 창의력과 행복, 성공의 원천을 품고 있는 특별한 곳입니다. 저는 이 놀라운 사실을 세상에 알려, 더 많은 사람이 숲의 치유력을 경험하게 하고 싶었습니다. 그래서 '포레스트 코드 Forest Code'에 주파수를 맞추고 몸과 마음의 행복을 실현한 사람들을 찾아 나섰습니다. 놀랍게도 이미 많은 사람이 포레스트 코드를 알고 실천하고 있었습니다.

랠프 월도 에머슨Ralph Waldo Emerson, 메리 올리버Mary Oliver, 월트 휘트먼Walt Whitman 같은 자연주의 시인부터《월든》의 헨리 데이비드 소로Henry David Thoreau, 간소한 삶을 실천한 스콧 니어링Scott Nearing과 헬렌 니어링Helen Nearing 부부, 아인슈타인, 링컨에 이르기까지 수많은 사람이 창의성과 성공의 자양분을 포레스트 코드에서 얻었음을 확인했습니다.

포레스트 코드란 인간의 DNA 코드(유전 암호)에 작용하여 후성유전에 긍정적인 영향을 미치는 숲의 치유 능력을 비유적으로 일컫는 말입니다. 바코드를 바코드 리더기에 찍으면 암호가 해석되는 것처럼, 숲이 가진 치유의 암호가 오감을 통해 우리의 유전 암호에 연결될 때 우리가 미처 깨닫지 못하는 속도와 방법으로 치유가 일어나는 과정을 나타냅니다.

유엔UN 지속가능발전해법네트워크SDSN가 매년 발표하는 〈세계행복보고서〉에서 오랫동안 상위권을 지키고 있는 노르웨이, 덴마크, 스웨덴, 핀란드 사람들의 행복에 대한 철학의 근간에는 포레스트 코드가 뿌리 깊게 박혀 있습니다.

북유럽 국가만의 이야기가 아닙니다. 한국인이 즐겨보는 TV 프로그램 〈나는 자연인이다〉에 나오는 '자연인'들도 입을 모아 말합니다. 죽음과 절망 직전에 서 있었지만, 포레스트 코드를 매일 실천하여 몸과 마음의 건강을 되찾았다고요. 저는 물론이거니와 진료실에서 마주친 많은 환자 역시 포레스트 코드를 통해 삶을 건강하게 살아낼 힘을 얻고 있습니다.

저는 우리 삶에 숲이 필요한 이유로 다음 세 가지를 들고 싶습니다.

첫째, 숲의 리듬은 우리의 생체 리듬과 닮았습니다. 많은 학자들이 인류와 동물의 차이점을 이야기합니다. 그런데 차이를 말하는 사이에 놓친, 주목해야 할 한 가지 공통점이 있습니다. 인류도 토끼, 사자 같은 동물들과 마찬가지로 오랫동안 자연과 더불어 삶의 스트레스에 적응해 왔다는 사실입니다. 인류는 오랫동안 자연 안에서 혹은 자연 곁에서 '대자연Mother Nature'의 손길을 느끼며 몸과 마음의 건강을 지키는 데 익숙해져 있습니다. 의식적인 사고를 담당하는 전전두엽prefrontal lobe은 이를 미처 인식하지 못하더라도, 원시적 뇌 부위라 할 수 있는 뇌간 brain stem, 고피질old cortex은 자연이 베푸는 안정감 속에서 과부하로부터 오는 스트레스를 해독하며 건강을 지켰을 것입니다.

인류가 자연의 손길을 뒤로하고 간헐적으로만 자연을 찾기 시작한 역사는 100여 년에 불과합니다. 유목과 농경 문화를 지나 도시화가 가속되면서, 공교롭게도 우리에게는 많은 병이 생겼습니다. 달라진 환경과 더불어 잘못된 식습관, 장시간 업무, 운동 부족 등 현대의 생활 양식이 불러온 문제들도 있지만, 우리 몸이 스트레스로 인식하는 모든 것이 켜켜이 쌓여 급기야 성인병을 비롯한 여러 질환으로 나타난 것입니다. 하지만 인간의 생체 리듬과 닮은 숲의 리듬은 우리에게 신체적·심리적 안정감을 제공해 자연스러운 치유의 길로 이끕니다.

둘째, 숲은 생존의 근원이기 때문입니다. 전문가들은 세계적으로 일어나는 유례없는 산불, 해마다 발생빈도가 늘어나는 강력한 태풍의 원인으로 기후변화를 듭니다. 기후변화는 자연을 정복의 대상으로 바라보고 약탈에 가까울 정도로 파괴를 일삼았던 인간의 업보입니다. 인간도 자연의 일부입니다. 지금부터라도 자연을 정복하고 이용하는 대상이 아니라, 맑은 공기, 살기 좋은 환경을 제공해 주는 고마운 존재로 여기고 아끼며 사랑하는 마음으로 바라보는 인식의 대전환이 필요합니다. 아마존을 지구의 허파라고 하듯, 숲은 우리의 공기와 같습니다. 건강한 몸과 마음을 지키기 위해 숲은 꼭 필요합니다.

세 번째 이유는 자연의 손길이 주는 안정감을 느끼지 못하고 자라는 어린이와 청소년들을 위해서입니다. 게임, SNS, 약물에 중독되어 있다고 비난만 할 것이 아니라 아이들이 왜 그런 것에 빠져들 수밖에 없는지 살펴봐야 할 때입니다. 제가 어릴 때만 해도 계곡에서 수영하고 산에서 곤충 채집을 하고 부모와 함께 산과 들로 다니며 자연이 제공해 주는 가르침과 위로를 받으며 자랐지만, 요즘 아이들은 그런 환경에서 멀어져 있는 경우가 많습니다. 갈수록 불안과 스트레스 요소는 증가하는데 이를 해소할 방법은 배우지 못하니 어디에서 삶을 살아낼 힘을 얻을 수 있겠습니까?

이 책이 아픈 몸과 마음을 어루만지는 숲의 처방이자, 아이와 어른 모두의 건강한 삶을 지켜내는 대자연의 토닥거림이 될 수 있다면, 저는 더없이 기쁠 것입니다. 모든 사

람이 포레스트 코드를 알고 적용할 수 있을 때까지, 이 책
이 작게나마 마중물이 될 수 있길 바랍니다.

2025년 9월

서정아

차례

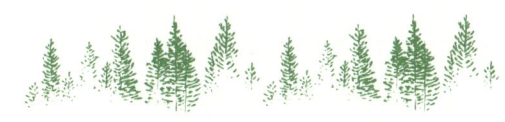

1장

·

숲은 내 몸의
비밀을 알고 있다

병원에 가도
병이 낫지 않는 이유

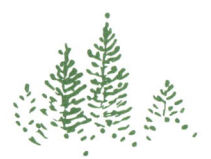

주변을 둘러보면 과거에 비해 병원도 많고 의사도 많습니다. 무엇보다 해마다 새로 개발된 좋은 약이 쏟아져 나옵니다. 현대의학의 눈부신 발전으로 평균수명 역시 크게 늘어났습니다. 100세 시대를 넘어 이젠 '120세 시대'를 말할 정도지요. 하지만 아이러니하게도 현대인의 몸과 마음은 건강하지 못하다는 뉴스를 자주 접합니다.

질병관리청이 발간한 〈2024 만성질환 현황과 이슈〉에 따르면, 2023년 기준 사망자 10명 중 8명은 만성질환으로 사망했습니다. 고혈압, 당뇨병 등 주요 만성질환의 유병률이 증가 추세를 보이는 가운데 만성질환으로 인한 사망자 수가 전체 사망자 수의 78.1%를 차지했습니다. 만성질환으로 인한 진료비는 전년 대비 9.1% 증가한 90조 원으로 전체 진료비의 84.5%를 차지했습니다.

정신건강 역시 좋은 상황은 아닙니다. 보건복지부가 시행한 〈2024년 정신건강 실태조사〉에 따르면 정신장애 평생 유병률은 남성 32.7%, 여성 22.9%로 성인 4명 중 1명이 평생 한 번 이상 정신건강 문제를 경험하고 있습니다. 자살률도 심각합니다. 2019년 자료와 비교해 보았을 때 우리나라 자살률은 인구 10만 명당 28.3명(연령표준화 값)으로 OECD 회원국 평균인 11명의 2.6배에 달합니다. 전체 자살자 수는 남성과 50대가 가장 많지만, 여성과 청소년의 자살률도 해마다 높아지고 있습니다.

눈부시게 발달한 의료 기술, 수준 높은 의료진, 집 밖을 나서면 입맛대로 골라갈 수 있는 수많은 병원, 매년 쏟아져 나오는 신약이 있는데도 우리는 왜 늘 아픈 걸까요?

오늘날과 달리 의료환경이 취약했던 과거에는 자연치유에 의존하는 경우가 많았습니다. 정도가 심하지 않은 콧물감기나 몸살 정도는 따뜻한 된장국을 끓여 먹고 한숨 푹 자고 일어나서 생활하다 보면 금방 사라지기도 했습니다. 예나 지금이나 예외는 있지만, 제가 어릴 때만 해도 웬만큼 아파서는 병원에 잘 가지 않았습니다. 그러다 보니 자연스럽게 면역력이 생겨 잘 아프지도 않았습니다. 하지만 요즘은 아이가 콧물만 흘려도 다음 날 병원을 찾아 약을 처방받고, 하루 정도 지나 별 차도가 없으면 다른 병원을 찾아가 더 강하고 독한 약을 처방받습니다.

아이들만의 문제가 아닙니다. 성인들도 아픈데 병원을 찾지 않는 것을 거의 죄악시합니다. 상황이 이러하니, 자연스레 면역력은 약해지고 그만큼 여러 질환에 취약해진 몸으로 병원을 찾고 복용약을 늘리는 악순환에 놓인 사람이 많아졌습니다. 하지만 면역력 저하보다 더 중요한 문제가 있습니다. 기하급수적으로 늘어나 우리의 몸과 마음을 위협하는 스트레스를 제대로 관리하지 못하는 것입니다.

스트레스를 받지 않는 사람은 없을 겁니다. 직장은 물론 가족 간에도 스트레스를 받습니다. 스트레스는 일회성으로 끝나는 경우가 거의 없습니다. 하지만, 모든 스트레스가 해로운 건 아닙니다. 단기간의 스트레스는 건강에 유익한 측면도 있습니다. 하지만 해소되지 않은 채 끊임없이 이어지는 만성 스트레스의 위험성은 생각보다 높습니다.

스트레스 호르몬은 크게 아드레날린adrenaline, 노르아드레날린noradrenalin, 코르티솔cortisol이 있습니다. 아드레날린은 정신적으로 스트레스를 받을 때 분비되고, 노르아드레날린은 신체활동으로 스트레스를 받을 때 증가하는 경향이 있습니다. 코르티솔은 스트레스를 받을 때 가동되는 시상하부-뇌하수체-부신 축에서 분비되는데 염증을 억제하고 면역 기능을 조절합니다. 만성 스트레스에 시달려 이 호르몬들이 자주, 오래 분비되면 우리 몸과 마음은 균형을 잃고 휘청거리게 됩니다.

실제로 만성 스트레스에 시달리는 사람들은 심근경색, 중풍中風의 원인이 되는 동맥경화와 같은 심혈관계질환에 걸릴 위험도가 높을 뿐만 아니라, 면역계가 약해져 코로나19와 같은 바이러스 감염에 취약해집니다. 또한 면역반응 교란으로 관절 류머티즘, 건선 같은 자가면역질환, 알레르기 천식, 비염을 초래하기도 합니다. 제때 해소되지 못한 만성 스트레스는 몸뿐만 아니라 정신건강에도 큰 영향을 줍니다. 우울증, 불안장애로 이어져 뇌 일부에 변성을 일으키기도 합니다. 이처럼 스트레스는 만병의 근원이라고 해도 과언이 아닙니다.

스트레스의 원인은 각양각색이라 안타깝지만 뾰족한 관리나 예방 방법이 없습니다. 지나친 스트레스로 인한 병을 예방하는 게 최선이지요. 좋은 방법으로는 숲을 가까이하는 것이 있습니다. 숲은 우리와 가장 가까운 자연이며, 그 자연의 일부인 우리에게 놀라우리만치 경이로운 치유 능력을 선사합니다. 실제로 숲에 가는 것만으로도 스트레스 호르몬 분비가 균형을 되찾는 것이 실험을 통해 입증되었습니다. 일본의 24개 지역에서 280명을 대상으로 진행한 연구를 보면, 숲의 풍경을 15분 동안 주시하게 했더니 코르티솔의 타액 내 농도가 도시 풍경을 주시한 대조군의 평균보다 13.4% 낮아졌다는 결과가 나왔습니다. 숲을 20분 동안 걷게 한 후 코르티솔의 타액 내 농도는 대조군과 비교했을 때도 15.8% 낮아졌습니다.

그러나 안타깝게도 현대인들은 고도화된 산업화 및 도시화로 가장 가까운 자연인 숲에서 점점 멀어지고 있습니다. 그 결과, 늘어나는 스트레스로 인한 병을 해독할 방법을 잃은 채 병원을 전전하고 각종 영양제와 처방약으로 더 깊이 병들고 있습니다.

　스트레스란 숨가쁜 삶이 우리에게 가하는 압력이자, 동시에 우리가 그 압력을 해석하는 방식입니다. 자연을 가까이하는 생활 태도는 삶을 다각도로 바라보는 지혜를 알려줍니다. 안타깝게도 자연에서 멀어진 현대인들은 과도한 스트레스를 무해하게 풀어내는 방법을 배우지 못해 스트레스에 더욱 취약해지고 있습니다.

　유병장수 시대, 만성 스트레스에 대한 대책을 세우지 않는 한, 건강하고 행복한 삶은 나이가 들수록 점점 멀어지는 신기루나 다름없습니다.

　하루라도 빨리 진정한 회복을 위해 나아가야 합니다. 가까운 숲을 걸으며, 바쁘게만 굴러가던 삶의 압력으로부터 조금씩 자유로워지는 건 어떨까요?

스트레스 조절,
어떻게 해야 할까

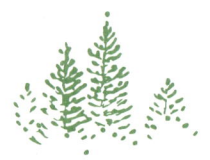

10년 전, 구미의 금오산 산행 중 예상보다 해가 빨리 떨어져 위협을 느낀 적이 있습니다. 야간산행에 대비해 간 것이 아니라서, 장비라고 할 만한 것은 휴대폰의 램프 기능이 전부였습니다. 같이 간 친구와 함께 어둠 속에서 최대한 빨리 하산하는데, 덤불 속에서 부스럭거리는 소리가 들리며 반짝이는 눈 두 개가 보였습니다. 산행에 지쳐 있었지만, 머리끝이 쭈뼛 서며 등에는 식은땀이 흘렀습니다. 커피를 열 잔 정도 마신 것처럼 정신이 번쩍 든 한편, 심장은 터져 나갈 것처럼 뛰었습니다.

우리 몸의 주요 시스템은 위험하다고 인식하는 상황에 치하면 서로 긴밀하게 협조하여 복잡한 방어 수단을 제공합니다. '투쟁-도피 반응 fight or flight response'으로 알려진 스트레스 반응인데, 위협적인 상황에 적응하기 위해 주의력을 강화하고 신체를 긴장시켜 문제를 해결한 후 원상태로 돌리는 탄력적이고 강력한 시스템입니다. 일반적으로 이런 스트레스 반응은 질병을 일으키지 않습니다. 문제는 단기간 활성화되었다가 평상시에는 제자리로 돌아와야 하는 스트레스 반응이 만성적으로 활성화되었을 때 신체에 타격을 주고 건강을 위협한다는 점입니다.

스트레스 연구의 세계 최고 권위자인 뉴욕 록펠러대학교의 브루스 맥쿠엔 Bruce S. McEwen 박사는 신체가 스트레스에 대항하여 안정을 유지하는 일련의 과정을 '알로스테시스 Allostasis'라고 소개합니다. 알로스테시스는 앞서 설명한 투쟁-도피 반응처럼 단기적으로 우리 몸을 보호하는 중요한 시스템입니다. 하지만 스트레스를 받는 상황이 장기화되면 이 시스템에 과부하가 걸려 여러 가지 문제가 생길 가능성이 커집니다.

알로스테시스 시스템의 문제점은 오늘날 우리가 스트

레스를 받는 상황에 맞춰 진화하지 못한 탓에, 앞서 언급한 극적인 신체 반응이 필요없다는 것을 인지하지 못한다는 데 있습니다. 뇌과학자들에 따르면, 현대인의 뇌는 고대 원시인류의 뇌와 별 차이가 없다고 합니다. 직장 상사의 부당한 갑질, 배우자와의 갈등, 경제적 고민, 육아 스트레스 등은 이제는 도망쳐서 해결할 수 있는 종류의 스트레스가 아닙니다. 아이러니하게도, 싸우거나 도망칠 수 없는 상황에서 신체를 보호하고자 고안된 알로스테시스 시스템은 오히려 우리 몸에 독으로 작용합니다.

맥쿠엔 박사는 '스트레스로 나가떨어지게 된 상태'를 '알로스테시스 과부하 allostasis load'라고 하는데, 이는 알로스테시스 시스템이 오작동하여 야기한 신체적 손상을 말합니다. 이런 오작동의 징후에는 스트레스 반응이 제때 끝나지 않는 것이 포함됩니다. 예를 들어 배우자나 친구와 심하게 다투고 시간이 한참 지나도 흥분이 가라앉지 않아 반복해서 신체의 주요 기관을 활성화하는 것입니다. 흥미로운 것은 같은 상황을 어떤 식으로 해석하는지에 따라 스트레스 반응이 치명적으로 달라진다는 사실입니다.

알로스테시스 과부하는 외부로부터 발생한 스트레스

상황뿐만 아니라 수면 부족, 운동 부족, 지나치게 예민한 성격, 통제되지 않는 불안한 감정 상태와도 깊은 관련이 있습니다. 구태여 일어나지도 않은 일을 걱정하며 최악의 상황을 상상하고, 그로 인해 몸이 긴장 상태에 머물게 된다면, 집에서 한 발자국도 나오지 않고 컴퓨터만 하는 사람도 알로스테시스 시스템을 과부하 상태로 만들 수 있습니다.

미국 심리학자 크레이그 브로드 Craig Brod가 처음 사용한 용어인 '테크노스트레스 technostress'는 새로운 기술과 관련된 건강하지 못한 행동을 뜻합니다. 테크노스트레스는 끊임없이 휴대폰을 확인하고, 강박적으로 SNS를 업데이트하며, 인터넷상에서 사람들과 연결되어 있지 않으면 큰 문제가 생긴다고 느낌으로써 발생합니다. 그 결과, 많은 사람이 일상적으로 불안, 우울감, 정신적 피로, 두통, 불면증, 예민함 등을 호소하고 있습니다.

2000년 이후 인류는 공식적으로 '도시종'이 되었습니다. 유엔 인구국UNPD 조사에 따르면, 전 세계 도시 인구는 1950년 7억 4,600만 명에서 2014년 39억 명으로 증가했으며, 2050년 전 세계 인구 90억 명 중 75%가 도시에 거주

할 것으로 예상된다고 합니다. 이같은 급속한 도시화는 인터넷에 연결되지 않는 곳이 드문 '초연결 사회'로 접어들었음을 뜻하기도 합니다. 접속되지 않을 권리를 갖지 못한 채, 우리는 끊임없이 업데이트되는 정보의 홍수에 휩쓸려 정신적인 스트레스에 시달리고 있습니다.

이런 전 지구적 흐름 속에서 일본은 일찌감치 스트레스 관련 질환과 건강관리가 중요한 사회적 이슈로 떠올랐고, 이를 해결하기 위해 움직였습니다.

1982년, 일본 임야청(한국의 산림청에 해당)은 노동자의 스트레스를 줄이고 건강을 증진시키려는 목적으로 '신린요쿠森林浴'를 이용한 건강 프로그램을 도입했습니다. '신린森林'은 숲, '요쿠浴'는 목욕이란 뜻인데, 직역하면 숲의 분위기에 몸을 담그거나 오감을 통해 숲을 받아들이는 모든 행위를 말합니다. 꼭 등산을 하지 않더라도, 숲속에 머물며 풍경을 보고, 피톤치드phytoncide를 들이마시고, 지저귀는 새소리와 바람 소리를 들으며 나무를 만지고, 숲이 내뿜는 신선한 공기로 호흡하는 모든 행위가 신린요쿠입니다. 신린요쿠를 이용한 건강 프로그램은 큰 성과를 거두었고, 2000년대에 들어서 과학적 연구를 통해 정신건강 개선, 스트레스 완화 등 그 효과가 입증되기 시작했습니다.

한국 역시 '산림치유'라는 이름으로 국가 차원에서 숲의 치유 효과를 홍보하고, 이를 통해 질병을 예방하고 건강을 증진시키기 위한 노력을 해왔습니다. 전국에 분포한 '숲체원'과 '자연휴양림'의 규모와 짜임새는 감탄이 나올 정도입니다. 이처럼 급속한 도시화에도 불구하고 숲과 동떨어지지 않기 위한 노력은 계속 이어져 왔습니다. 숲에서 보내는 시간은 단순한 휴식이 아니라 알로스테시스 과부하로부터 나를 지키는 시간입니다.

캐나다 노바스코샤 강가에는 매년 산란을 위해 연어 떼가 수천 마일을 거슬러 옵니다. 연어 떼는 새로운 세대가 태어난 것을 확인한 뒤 죽음을 맞이합니다. 놀랍게도 죽음의 원인은 과도한 스트레스입니다. 강을 거슬러 오르며 누적된 알로스테시스 과부하가 죽음에 이르는 상처를 남긴 것입니다. 자식을 위해 스트레스를 감내하며 강을 거슬러 오르는 연어 떼에게서 우리의 모습이 겹쳐 보이는 건 왜일까요? 지금 이 순간에도 쌓이고 있을지 모를 알로스테시스 과부하를 털어낼 방법을 익히고 실천해야겠습니다.

알로스테시스 과부하는 두 명의 스모 선수가 양쪽 끝에 앉아 있는 시소의 상태와 같습니다. 이 시소는 언뜻 봤을 때는 균형을 잘 유지하고 있는 것만 같지만, 자칫 방심하다가는 모두 무너질 수 있는 위험 속에서 작동합니다.

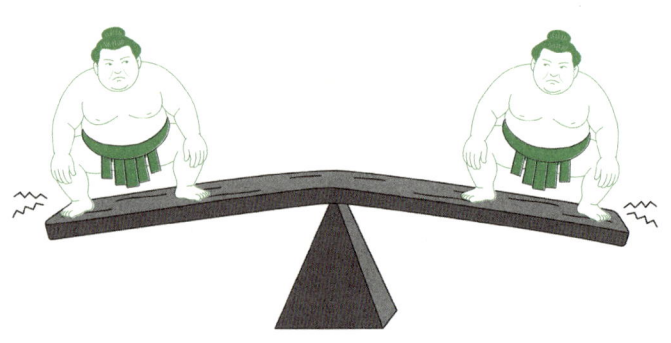

자연인들은 알고 있는
숲의 의학적 효능

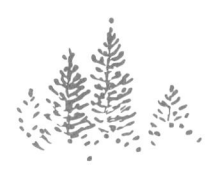

〈나는 자연인이다〉에 출연한 K 씨는 15년째 산중생활을 하는 인물입니다. K 씨는 숲에 들어올 때만 해도 몸과 마음이 만신창이였습니다. 한때 건축 사업으로 꽤 성공을 거두었으나 IMF 외환위기 때 운영하던 회사가 부도가 났다고 합니다. 그 후 일용직을 전전하며 과도하게 마신 술 때문인지 간경화가 발병합니다. 실의에 빠져 죽음까지 생각했던 K 씨는 동네 뒷산에서 뛰어놀며 행복했던 어린 시절의 기억을 떠올리고 지푸라기라도 잡는 심정으로 산속으로 들어갑니다. 움막을 짓고 작은 개울가에서 송사리를 잡아 매운탕을 끓여 먹었습니다. 산 이곳저곳을 다니며 산야초를 뜯어 먹고 밤이 되면 곯아떨어지는 생활이 계속되자 꽉 막혔던 숨통이 트이기 시작했습니다. 그리고 5년이 지나 다시 찾은 병원에서 기적처럼 건강을 되찾았다는 기쁜 소식을 듣게 됩니다.

K 씨만 그런 게 아닙니다. 〈나는 자연인이다〉에 나오는 수많은 자연인은 앞다투어 "산이 나를 살렸다", "하루하루 욕심 없이 살아가는 이 순간이 행복하다", "예전보다 가진 것은 없지만, 불안하지 않고 마음이 편안하다"라는 말을 합니다. 도대체 산의 어떤 면이 이들의 몸과 마음, 심지어 영혼까지 변화시킨 걸까요? 이들은 왜 극단적인 순간에 산을 찾아 그 품에 안긴 걸까요?

하버드대학교 교수이자 퓰리처상을 두 번이나 수상한 저명한 생물학자 에드워드 윌슨 Edward Wilson은 《바이오필리아》에서 인간에게는 생명에 이끌리는 본능인 '바이오필리아 Biophilia'가 내재되어 있다고 주장합니다. 윌슨 박사가 말하는 바이오필리아란 'Bio-(생명)'와 '-philia(좋아함)'의 조어로 인간의 본능 또는 본성에 '생명 사랑' 경향이 있어, 선택과 행동에 강력하게 영향을 끼친다는 개념입니다. 〈나는 자연인이다〉에 그토록 수많은 사람이 출연하고, 이 프로그램이 오랫동안 한국인들에게 사랑받는 원인은 이러한 '생명 사랑'의 본성 때문이 아닐까요?

옥스퍼드대학교의 윌리엄 버드William Bird 교수는 투쟁-도피 반응은 아드레날린을 포함하여 카테콜아민Catecholamine 호르몬들의 분비로 일어나는 스트레스에 대한 생리적인 반응이라고 했습니다. 근육 긴장, 혈압 상승, 맥박 상승, 피가 근육에 몰리는 현상 등이 일어나는데, 모두 신체가 위험한 상황에 대처할 수 있도록 돕는 신체 작용입니다. 하지만 신속히 일상적인 상태로 돌아가지 않으면 손상이나 탈진을 일으켜 결국 위험 상황이 다시 발생했을 때 제대로 대처하지 못하는 문제가 있습니다.

인류학적인 관점에서 볼 때, 인간은 5만 년의 생존 기간 대부분을 자연에서 살았습니다. 숲에 살았던 우리 조상 중에 생존의 위협으로 인한 스트레스에서 회복하는 데 자연의 치유력을 이용했던 이들은 진화에 유리한 입지를 차지했을지도 모른다는 가설을 세워볼 수 있습니다.

인간의 생리적 기능은 자연환경에 있을 때 가장 정상적

으로 작동한다고 추측할 수 있지요. 이는 바이오필리아 같은 가설에서 그치지 않고 실제 실험으로 뒷받침되어 의학의 영역으로까지 확대되었습니다. 그 대표적인 예가 '산림의학'입니다.

산림의학은 산림환경이 인간의 건강에 미치는 영향을 연구하는 학문으로 대체의학·환경의학·예방의학적 성격을 띠고 있습니다. 널리 알려진 산림욕, 산림요법에서 발전한 것으로 과학적 실험을 통해 효과를 입증합니다. 일본에서는 이미 2004년에 산림치료학회가 설립되어 산림환경이 인간의 건강에 미치는 영향에 대한 증거 기반 연구를 지원하고 있습니다. 산림의학은 자연과 멀어지면서 누적된 알로스테시스 과부하로 인해 병든 현대인들의 스트레스를 해소하는 데 숲이 그 어떤 약이나 시술보다도 탁월한 효과를 발휘한다는 것을 입증했습니다.

피터 칸Peter kahn은《인간과 자연의 관계The Human Relationship with Nature》에서 백여 개에 달하는 논문을 분석한 결과, 자연에서 얻는 가장 큰 혜택은 '스트레스 완화'라고 밝혔습니다. 그는 숲에서 나오는 피톤치드가 우리 몸의 면역력을 높여주고 마음을 안정시켜 스트레스 감소에 탁월한 효능을 보인다고 했습니다.

숲의 놀라운 치유력을 보여주는 연구 결과는 이뿐만이 아닙니다. 충북대학교에서 대학생을 대상으로 도시환경과 숲에서의 인체 생리 변화를 조사한 결과, 숲에서는 도시에서보다 정서적으로 안정된 상태를 보였습니다. 눈을 감거나 심신이 편안한 상태일 때 발생하는 뇌파인 알파파도 훨씬 많이 발생했으며 혈압과 맥박도 낮아졌습니다. 스트레스를 받을 때 분비되는 코르티솔의 양도 숲에서 훨씬 낮아졌습니다.

이렇게 숲이 주는 긍정적인 자극과 관련해, 미국의 환경 심리학자 스티븐 캐플런Stephen Kaplan과 레이철 캐플런Rachel Kaplan 부부의 '주의회복이론Attention Restoration Theory, ART'도 눈여겨볼 만합니다. 주의회복이론은 정신을 집중해서 수행하는 일은 정신적으로나 신체적으로나 피로를 누적시켜서 그 누적된 피로를 해결해야만 건강을 유지할 수 있는데, 숲을 비롯한 자연이 이 피로를 없애는 데 탁월한 능력을 가지고 있다는 이론입니다. 우리가 의식적으로 하는 활동은 대부분 집중력을 필요로 합니다. 따라서 일상적으로 알로스테시스 과부하 상태가 되기 쉽습니다. 그러나 숲은 스트레스에서 벗어나 정신을 쉬게 함으로써 과부하 상태를 다시 건강한 알로스테시스 상태로 되돌려 주는 역할을 합니다.

바이오필리아 이론이나 주의회복이론을 과학자처럼 정교하게 알 필요는 없습니다. 다만 우리가 도시에서 일상을 살아가는 동안 쌓일 수밖에 없는 스트레스 호르몬이 있으며, 이를 해소하기 위해 노력해야 한다는 점을 인지하면 됩니다. 우리가 자연인들처럼 숲에서 생활을 영위할 수는 없지만, 그들의 태도를 배워 숲에서 뿜어져 나오는 치유의 리듬에 몸과 마음을 맡기며 회복의 시간을 가질 수는 있지 않을까요?

숲에서 멀어진 만큼
병드는 아이들

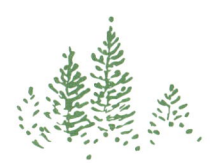

엄마의 정보력과 아빠의 자본력, 아이의 인내력이 만나 전
교 1등을 놓친 적이 없는 학교 선배의 아들은 열두 살 때 이
미 고등학생도 어려워하는 수학 문제를 척척 풀었습니다.
하지만 선배의 아들은 한 번도 마음 놓고 놀아 본 적이 없
었습니다. 영어유치원을 시작으로 소위 '엘리트 코스'를 밟
느라 초등학생인데도 밤 12시까지 학원과 과외로 바쁘게
움직였습니다.

　선배에게 아들 이야기를 들었을 때 깜짝 놀랐습니다. 초
등학생이 고교 수학과정에 나오는 문제를 완벽하게 풀 수

있다는 사실은 물론이거니와, 어린아이가 놀고 싶은 마음을 억누르고 엄마가 만든 빽빽한 일정표를 소화했다는 게 믿기 어려웠습니다. 더 놀라운 건, 이런 아이들이 한두 명이 아니라는 사실입니다. 이런 별세계가 존재한다는 사실에 여섯 살 난 딸을 키우는 엄마로서 신기하기도 하고 두려운 마음이 앞서기도 했습니다.

주변을 둘러보면 어린이집에서 벗어나는 다섯 살 때부터 '사교육 열풍'이 시작된다는 것을 알 수 있습니다. 또래 엄마들이 아이들을 학원에 보내는 것을 보고 있으면, 내가 아이 교육에 너무 신경을 쓰지 않는 건가 하는 생각이 들기도 합니다.

우리의 어린 시절은 어땠을까요? 아마 대부분 초등학교를 졸업할 때까지 학원은 많아야 한두 군데 다녔고, 하교 후에는 동네 친구들과 신나게 놀았던 기억이 많을 겁니다. 또, 가족들과 산과 바다, 계곡 등으로 놀러 가 물놀이를 하거나, 시골 할머니 댁에서 잠자리채를 휘두르며 보낸 여름 방학의 풍경도 떠오를 겁니다. 소울 푸드soul food 같은 추억이죠.

'소울 푸드'란 평화와 안식을 주는 음식을 말합니다. 어린 시절에 경험했던 따뜻한 기억과 결부된 음식일 경우가 많습니다. 누군가에겐 엄마표 된장찌개가, 또 누군가에겐 간장 마가린 밥이 소울 푸드인 것이죠. 소울 푸드를 떠올리면 마음이 편안해지고 저절로 미소가 떠오릅니다. 이렇게 어린 시절의 경험은 평생에 걸쳐 우리가 힘들 때마다 기댈 수 있는 따뜻한 에너지의 원천이 됩니다. 그리고 뇌 변연계에 그때 느낀 감정과 함께 저장되어 있다가 힘들고 불안하다고 느낄 때마다 자각되지 않는 기전을 통해 위로와 안정감을 안겨줍니다.

중년에 접어든 세대는 인간관계 등 사회생활에 지칠 때 떠올릴 수 있는 어린 시절의 추억, 특히 자연과 함께한 따뜻한 기억의 조각이 있습니다. 그런데 요즘 아이들은 그렇지 못합니다. 자연과 친해질 기회가 거의 없이 자랍니다. 어린 시절에 자연과의 애착 관계를 제대로 형성하지 못하는 겁니다. 학교, 집, 학원을 오가는 쳇바퀴 굴러가는 일상에 자연이 있을 자리는 없지요. 게다가 학원에 가지 않는 시간에도 밖에 나가 뛰어놀지 않습니다. 안전상·편의상의 이유로 집에서 게임을 하거나 TV를 봅니다. 요즘은 대부분 아이가 스마트폰을 손에서 놓지 않고 유튜브 시청에 빠져 있는 게 현실입니다. 아이들의 마음에 상상력과 창의성, 감성, 지구 공동체로서의 연대감과 겸손함을 길러줄 수 있는 자연에서의 시간은 제한적입니다. 요즘 아이들이 훗날 어른이 되어서 어린 시절의 추억으로 집에서 했던 게임과 키즈카페만 떠올리게 될까 봐 우려스럽습니다.

미국의 저널리스트인 리처드 루브Richard Louv는 《자연에서 멀어진 아이들》에서 요즘 아이들이 '자연 결핍 장애'에 시달리고 있다고 했습니다. 자연 결핍 장애는 인간이 자연에서 멀어지면서 생기는 여러 문제입니다. 감각의 둔화, 주의 집중력 결핍, 육체적·정신적 질병 발병률 증가 등을 들 수 있습니다. 반대로 아이들이 자연에서 시간을 보내면 신체 발달과 정서 안정에 도움이 된다는 연구 결과가 쏟아지고 있습니다. 자연에서 시간을 보내면 '주의력결핍 과잉행동장애ADHD' 증상이 줄어들고, 인지능력이 높아지며 스트레스와 우울증에 대한 저항력도 강해집니다.

미국 코넬대학교 환경심리학과 연구팀이 2003년에 실시한 연구 결과에 따르면, 나무나 숲이 보이는 집에 사는 아이들은 스트레스를 덜 받는다고 합니다. 낸시 웰즈 Nancy

M. Wells 교수와 게리 에반스 Gary W. Evans 교수는 아이들의 주변에 자연환경이 어느 정도 있는가를 3~5등급으로 구분한 후 아이들의 행동과 심리상태를 조사했습니다. 그 결과, 숲 같은 자연환경을 접하기 쉬운 곳에 사는 아이들은 자연을 접하기 힘든 곳에 사는 아이들보다 행동장애, 불안, 우울증의 정도가 더 낮고 자존감도 높았습니다.

뇌과학자들은 수년 내에 인터넷과 스마트폰이 가져온 변화를 뛰어넘는 메타버스 metaverse 시대가 열릴 거라고 예측합니다. 칼릴 지브란 Kahlil Gibran 이 말했던 것처럼, 우리 아이들이 살아갈 시대는 이전에 우리가 살았던 시대와 다를 겁니다. AI와 경쟁해야 하고, 메타버스 시대의 가상공간이 실제 공간을 대체하며, 사회적으로 고립되기 쉬운, 결코 쉽지 않은 시대를 살아가야 합니다. 자기 정체성을 찾는 건 더욱 모호한 일이 되며, 인생을 풍요롭게 하는 행복에서 점점 더 멀어질 수밖에 없습니다.

영화 〈매트릭스〉를 보며 현실감 없다고 생각했던 일이 우리 아이들에게 다가오고 있습니다. 그런데 문제는 우리의 뇌가 선사시대 인류의 뇌에서 크게 진화하지 않았다는

점입니다. 우리의 뇌는 숲에서 공동체 생활을 하며 수백만
년 동안 자연의 도움을 받아 불안을 잠재우고 안정을 찾았
던 그 뇌와 거의 같습니다. 100년이란 짧은 시간 동안 공황
장애와 우울증 같은 마음의 병, 여러 성인병과 전염병을 비
롯해 사회적 문제가 늘어나는 것은 근원적으로 뇌는 그대
로인데, 그 뇌를 안정시켜 주던 수단인 자연에서 멀어졌기
때문이 아닐까요? 진지하게 고민해 볼 때입니다.

　우리는 자연의 혜택을 받았지만, 아이들은 어른들의 어
리석음과 이기심 때문에 도시 생활의 스트레스를 해독할
자연이란 치료제를 빼앗긴 건 아닌지 성찰해야 합니다. 그
리고 지금이라도 우리가 받은 만큼 아이들에게 자연을 돌
려주어야 합니다.

숲에서 노는 아이는
ADHD에 걸리지 않는다

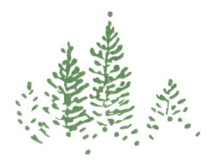

제주도의 숲을 탐방하고 싶어 '한 달 살기'를 한 적이 있었습니다. 고대 숲의 신비를 느낄 수 있어 숙소 근처에 있던 비자림을 거의 매일 산책했습니다. 그때 자주 마주친 것이 계기가 되어 민교 엄마와 친해졌습니다. 알고 보니, 열 살인 민교는 2년 전에 주의력결핍 과잉행동장애 ADHD 진단을 받았다고 했습니다. 치료를 잘한다는 소아 정신과에 다니며 약물 처방도 받고 심리상담도 받으며 노력했지만, 증상이 잘 조절되지 않아 지푸라기라도 잡는 심정으로 학습보다는 아이들의 정서교육에 초점을 두는 학교에 보내고자 제주도로 이사했다고 합니다.

제가 본 민교는 ADHD 증상을 거의 보이지 않았습니다. 그저 성격이 약간 활발한, 명랑하고 귀여운 아이로 보였죠. 그런 민교에 대해 민교 엄마는 이런 이야길 들려주었습니다.

"어디선가 스마트폰을 사용하지 않고 자연을 자주 접하게 하면 증상을 완화할 수 있다는 말을 들었어요. 지푸라기 잡는 심정으로, 거의 매일 숲과 바다를 찾아다니며 뛰어놀게 했어요. 그랬더니 신기하게도 증상이 조금씩 완화되기 시작했어요. 정말 감사하게도 작년부터는 약의 도움 없이도 일상생활에 지장이 없게 되었답니다."

ADHD는 보통 만 7세 이전에 발병하고 8세에서 10세 사이에 진단을 받는 매우 흔한 질환입니다. ADHD 진단을 받은 아이들은 산만해서 집중하지 못하고, 지시 사항을 경청하지 못합니다. 그래서 학습 수행능력이 부족한 경우가 많죠. 간혹 난폭하거나 사회성이 떨어지는 모습을 보이는 경우도 있습니다. ADHD의 정확한 원인은 현재까지 알려진 바가 없습니다. 하지만 뇌 영상 촬영에서 정상인보다 활동과 주의집중을 조절하는 부위의 뇌 활성도가 떨어지는 소견이 관찰되었습니다. 환경적 요인도 무시할 수 없습니다. 특히 학령기 이전에 납이나 페인트 같은 독소에 노출되거나, 인공색소나 식품 보존제 같은 음식 첨가물이나 설탕이 과한 음식을 과도하게 섭취하는 것은 주의가 필요하다고 전문가들은 조언합니다. 또한, 미디어 및 디지털의 영향도 있습니다. 2004년 4월, 시애틀 아동병원 및 지역 메디컬 센터가 보고한 바에 따르면, 미취학 아동의 경우 TV를 보는 시간이 한 시간 늘 때마다, 일곱 살 이전에 주의력이 부족해지거나 기타 주의력결핍장애 증상이 나타날 확률이 10% 증가한다고 합니다. 이동 중이나 식사할 때 스마트폰이나 태블릿 PC를 이용한 동영상 시청 역시 무시할 수 없는 요인임이 분명합니다. 아동기, 특히 유아기의 디지털 기기 사용은 뇌 발달뿐만 아니라 인지 및 정서적 능력에도 영향을 미칠 수 있어 특히 주의해야 합니다.

한국 역학조사에 따르면, ADHD의 유병률은 6~8%, 심각하지 않은 경우까지 포함하면 13%가 조금 넘는다고 합니다. 소아정신과 관련 질환 가운데 유병률이 가장 높은 질환입니다. 과거와 비교해 최근 ADHD 진단이 늘어난 요인으로는 진단 기술 향상 및 사회적 관심 증가와 더불어 아이들이 밖에서 마음껏 뛰어놀 기회가 줄어든 것도 깊은 연관성이 있습니다.

제 유년 시절에도 좀 별나게 에너지가 충만한 남자아이들이 있었습니다. 그 시절에는 '남자아이들은 좀 별나지. 크면 괜찮아져'라는 식의 지금보다는 관용적인 시선도 있었고, 산으로 들로 뛰어다니며 에너지를 발산하는 걸로 증상을 완화할 수도 있었습니다. 하지만 요즘 아이들은 그럴 시간이 없습니다. 학교가 끝나면 학원에 가야 하니까요. 학원에 가지 않을 때도 근처 놀이터에서 놀기보다 집에서 게임을 하거나 유튜브를 보는 게 일상입니다. 앞서 설명한 것처럼 동영상 시청은 아이들의 전두엽 발달에 해를 끼쳐 인지기능을 떨어뜨리고 감정 조절과 집중력에도 치명적입니다. 특히 ADHD 인자를 가진 아이들은 기본적으로 새로움을 좇는 경향 Novelty seeking 이 강합니다. 스마트폰, 태블릿 PC같이 자극이 강한 디지털 기기는 이런 경향을 부채질하기 마련입니다. 결국 예전에는 기질적으로 ADHD 경향성이 있다 하더라도 자연에서 마음껏 뛰어놀며 해결되었을 정도의 문제가, 오늘날 스마트폰 사용으로 증상이 악화되고 있는 셈입니다. 이런 아이들은 학교생활을 시작하며 선생님의 권유로 병원을 찾게 되고 결국엔 증상 조절을 위해 약물 처방에 이릅니다.

소아정신과 전문의들은 ADHD 증상이 있다 하더라도 적절한 약물 치료로 상당 부분 조절할 수 있다고 말합니다. 아이가 산만하고 불안한 증상으로 인해 어려움을 겪고 있다면 전문의와 상담하여 정확한 진단을 받고 치료받는 것이 무엇보다 중요합니다. 하지만 아이가 처한 환경이 증상을 악화시키고 있는 것은 아닌지 살펴보고 개선하려는 노력이 동반되어야 합니다. 대부분의 약이 그러하듯 정신과 약 또한 부작용이 없지 않기 때문입니다.

ADHD 증상이 나타나면 흔히 메틸페니데이트 Methyl-phenidate 나 암페타민 Amphetamine 같은 각성제가 처방됩니다. 이런 각성제가 꼭 필요한 때도 있지만, 불필요한 처방이라는 지적이 있는 것도 한 번쯤 생각해 볼 문제입니다. 《자연에서 멀어진 아이들》의 저자 리처드 루브는 아이들에게 자연에서 놀 기회를 박탈하는 것이 ADHD 유병률을 높이고 있다고 주장합니다. 특히 어린이들의 치료 약물 복용이 늘어나는 것은 심각한 문제라고 지적합니다. 실제로

1990년에서 1995년 사이 미국 전역에서 각성제 복용률이 600% 증가했으며, 지금도 증가 추세라고 합니다. 특히 2000년부터 3년간 ADHD 증상이 있는 미취학 아동 중 약물 처방을 받은 아이들의 숫자는 369%나 증가했다고 합니다. 미국 국립정신보건연구소NIMH에서 지원한 연구에 따르면, ADHD 치료 약물을 복용하면 집중 상태가 유지되거나 학업 성과가 높아지는 등 일시적으로는 도움을 받지만, 장기적으로는 도움이 되지 않는다고 합니다. 수면 방해, 우울증, 성장 부진 등의 부작용도 주의해야 한다며 우려를 표했습니다.

그렇다면 시청각 매체 시청을 줄이고 자연에서 보내는 시간을 늘려서 감각을 일깨우는 놀이를 할 수 있는 교육적 환경을 만드는 것이 약물치료에 앞서 혹은 약물치료와 동시에 ADHD 증상을 완화하는 데 도움이 될 수 있을까요? 전문가들은 입을 모아 그렇다고 말합니다.

미국 코넬대학교 교수 낸시 웰즈는 어린이들이 녹색 공간에 있으면 집중력이 높아지고 사고력도 명확해져 스트레스에 보다 효과적으로 대처한다고 주장합니다. 만 7세에서 12세까지 ADHD 진단을 받은 아이의 보호자에게 야영이나 낚시 등은 '녹색 활동'으로, TV 시청과 비디오게임, 숙제하기 등은 '비녹색 활동'으로 분류한 후 아이들의 방과 후 활동에 따른 행동 변화를 관찰하게 한 연구가 있습니다. 이 연구에서는 매일 자연을 접하며 녹색 활동을 한 아이들의 주의 집중력이 비녹색 활동을 한 아이들에 비해 현저하게 좋아지는 것으로 나타났습니다. 제주도로 이주해 거의 매일 숲과 바다에서 뛰어놀았던 민교의 변화는 녹색 활동의 효과였던 셈이죠.

녹색 활동은 성인 ADHD 환자들의 주의력을 높이는 데도 효과가 있습니다. 2008년, 미시간대학교 연구자들은 학술지 〈심리과학 Psychological Science〉에 실험 참가자들이 한 시간만 자연과 교류해도 기억력과 집중 시간이 20% 향상되었다고 발표했습니다.

아이가 너무 산만해서 고민이라면, 일단 아이의 주변에 스마트폰, 태블릿 PC, 텔레비전, 컴퓨터 같은 주의력 도둑이 있는지부터 유심히 살펴보세요. 그리고 과학적으로 그 효과가 입증되었을 뿐만 아니라 부작용도 전혀 없는, 자연 그중에서도 '숲 의사 선생님'에게 상담을 받아보길 강력히

추천합니다. 엄청나게 유능한데 줄서서 기다리지 않아도
되고, 누구에게나 열려 있으며 무엇보다도 진료비가 들지
않습니다.

2장

대부분의 병은
숲을 걷기만 해도 낫는다

숲을 산책하는 것만으로 혈압 수치가 낮아진다

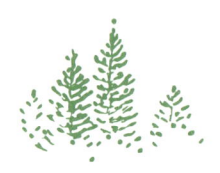

"제가 고혈압에 당뇨 전 단계라고요?"

43세 7급 공무원인 영민 씨는 건강검진 결과 고혈압과 당뇨 진단이 나오자 망연자실했습니다. 40대가 되면서 체력이 예전 같지 않다고 느껴 좋아하던 술과 담배도 끊었고, 자주 가진 못하지만 일주일에 한 번씩 헬스장에도 다녔는데 갑자기 남의 일이라고만 여겼던 결과와 맞닥뜨린 겁니다.

"체중은 정상이신데 복부 둘레가 91센티미터라 내장지방이 의심됩니다. 혹시 식사는 주로 어떤 음식을 드세요?"

"아무래도 직장인이다 보니 동료들과 함께 순댓국밥이나 돈가스 같은 외식을 자주 할 수밖에 없어요. 대민 업무를 하다 보니 스트레스 풀 겸 가끔 고기 회식도 하고요. 하지만 체중이 정상이라 괜찮겠지 싶었는데 이런 결과를 받으니 난감하네요."

"고혈압과 당뇨, 복부비만에 모두 해당하면 대사증후군으로 이어진답니다. 대사증후군은 잘못된 생활 습관으로 인해 대사 과정에 이상이 생길 때 발생하는 문제를 통칭하여 부르는 말이에요. 특히 혈관 건강과 밀접한 연관이 있어 대사증후군 진단을 받으면 혈관질환에 걸릴 가능성이 아주 높아집니다. 복부비만, 고혈압, 고혈당, HDL 콜레스테롤 수치 저하, 고중성지방의 다섯 가지 항목을 평가하고 이 중에 세 가지 이상이 나타나면 대사증후군으로 판단합니다. 혹시 최근에 나타난 불편한 증상은 없었나요?"

"가끔 두통이 생기고 어깨 결림이 사라지질 않더라고요. 피곤해서 그러려니 했는데 대사증후군과 관련이 있나요?"

만성피로, 두통, 지속되는 어깨 결림, 홍조, 만성 가려움증, 갑자기 늘어나는 흰머리, 손발톱 갈라짐, 회복되지 않는 상처 등은 모두 대사증후군을 의심해 볼 수 있는 소견입니다. 대사증후군은 혈관을 탁하게 하는 질환들을 포함하고 있어 만성염증이 동반될 수밖에 없기 때문입니다. 대사증후군으로 이어지는 질환들은 하나하나 떼어 놓고 보면 너무나 흔하지만, 짝을 지어 나타나면 혈관이 막히는 속도가 빨라지면서 결코 무시할 수 없게 됩니다. 혈관은 70%가 좁아져도 뚜렷한 증상이 없다가 어느 날 갑자기 막히거나 터져서 심근경색, 중풍 같은 치명적인 결과를 불러올 수도 있으니까요. 고혈압, 당뇨 등 주요 만성질환이 증가 추세를 보이는 가운데, 2023년 기준 만성질환으로 인한 사망률이 전체 사망률의 78.1%를 차지했다는 질병관리청의 발표가 사뭇 의미심장하게 느껴집니다.

대사증후군은 생활습관병이라 습관을 교정하는 것이 가장 중요합니다. 물론 증상이 심한 경우 약물치료도 병행해야 하지만 근원적인 뿌리는 습관을 바꿔야 제거할 수 있습니다. 대개 신선한 채소, 견과류, 생선과 같은 질 좋은 단백질 중심의 식단 유지, 혈액순환을 촉진하고 근육을 강화하는 주기적인 운동, 금연 및 금주를 예방 및 치료 방법으로 추천합니다. 그리고 이런 생활습관 개선만큼 중요한 것이 스트레스 관리입니다. 영민 씨도 사람을 상대하는 대민 업무를 하며 쌓인 스트레스를 제대로 해소하지 못한 것이 대사증후군을 부른 원인이 아닌지 의심해 볼 여지가 있었습니다.

사실 심장은 알로스테시스 과부하가 주는 부담에 상당히 민감한 기관입니다. 우리가 스트레스를 받으면 신체는 포도당이라는 연료와 산소를 필요로 합니다. 심장은 더 빠르게 뛰며, 산소와 포도당을 실은 혈액을 온몸 구석구석으로 나릅니다. 혈압 변화는 우리가 주변에서 일어나는 일에 적극적으로 반응할 수 있도록 하지만, 반복적으로 발생하면 고혈압으로 진행될 수 있으니 주의가 필요합니다. 고혈압은 동맥경화를 유발하고, 동맥경화는 혈관을 막아 혈전의 원인이 되어 심근경색과 뇌졸중의 원인이 됩니다.

우리 몸은 스트레스를 받으면 상처를 입더라도 출혈을 최소화하기 위해 혈장에 있는 단백질인 섬유소원 fibrinogen 의 수치를 높입니다. 하지만 이 수치가 올라가면 혈액 응고와 심장마비, 뇌졸중의 위험 역시 증가합니다. 알로스테시스 과부하에 빠지면 지방, 특히 복부 지방이 빠른 속도로 늘어나 인슐린 저항성이 높아져, 대사증후군의 또 다른 요소인 당뇨병의 위험도 커집니다. 원래 인슐린은 혈액에서 포도당을 빼내 에너지를 필요로 하는 기관이나 근육으로 보내는 역할을 합니다. 하지만 당뇨병에 걸리면 신체가 인슐린을 충분히 만들어내지 못하거나, 인슐린이 충분해도 적절하게 사용하지 못해 세포가 포도당을 충분히 공급받지 못하는 악순환이 반복됩니다.

따라서 대사증후군을 관리하려면 과부하된 알로스테시스 시스템을 정상화하는 것이 무엇보다 중요합니다. 이때 숲은 다양한 기전으로 알로스테시스의 균형을 되찾을 수 있게 합니다.

특히 숲에 가면 비정상적으로 항진된 교감신경이 진정되면서, 스트레스 호르몬인 코르티솔을 안정시키는 알파파로 뇌파가 전환됩니다. 숲에 있는 것만으로도 혈압을 안정시킬 수 있고, 코르티솔 수치가 떨어지면서 대사증후군의 악화 요인을 차단할 수 있는 것입니다.

혈압이 높은 중년 남성들에게 숲이 어떤 영향을 끼치는지를 보여주는 흥미로운 실험이 일본에서 진행되었습니다. 16명의 남성을 대상으로 도쿄 교외의 산림공원과 도심

지역으로 각각 두 번의 여행을 다녀오게 한 뒤, 여행 전후 혈압을 측정하였더니 도심으로 여행을 다녀왔을 때보다 숲으로 여행을 다녀온 후 수축기와 이완기 혈압이 현저히 떨어지는 결과가 나왔습니다.

중국에서도 비슷한 실험을 했습니다. 24명의 고혈압을 앓는 노인을 무작위로 두 그룹으로 나눠 일주일 동안 한 그룹은 도시로, 다른 한 그룹은 숲으로 여행을 떠나게 했습니다. 이 실험은 혈압뿐만 아니라 심혈관계 상태의 중요 지표도 함께 측정했습니다. 그 결과 숲으로 떠난 그룹의 혈압 감소 효과가 훨씬 더 컸고, 심혈관계 지표도 뚜렷하게 개선된 것으로 나타났습니다.

이처럼 숲은 아드레날린, 노르아드레날린, 코르티솔 같은 스트레스 호르몬 수치를 낮추고, 부교감신경 활동을 활성화해서 인체의 혈압 조절 체계인 '레닌-안지오텐신 시스템 Renin-Angiotensin System, RAS'을 억제함으로써 혈압을 낮춥니다.

들어가기만 해도 혈압을 낮추고 스트레스 호르몬 수치를 줄이는 의료기기가 개발된다면, 아무리 비싸도 구입하려는 환자가 꽤 많을 겁니다. 그만큼 대사증후군 같은 건강 문제는 심각합니다. 그런데 그런 효과가 있는 천연 의료기기가 이미 우리 곁에 있으며, 심지어 무료인데도 제대로 알려지지 않았다는 사실이 무척 안타깝습니다. 고혈압, 고혈당, 고지혈증, 늘어나는 뱃살로 고민하고 있다면 가까운 숲을 산책하는 것부터 시작해 보시기 바랍니다. 숲을 거니는 시간이 늘어날수록 고민은 줄어들 겁니다.

포레스트 코드 활용 사례

뉴욕 주 정부는 'NY State Parks Explorer'라는 공식 앱에서 주립공원, 캠핑장, 산책로 등의 위치, 운영 시간, 주요 편의 시설, 자연 체험 활동 등을 상세하게 안내합니다. 뉴욕에 방문할 계획이 있다면 이처럼 편리한 도구를 사용하여 뉴욕의 숲을 걸어 보는 것도 좋은 추억이 될 겁니다.

똑똑한 면역력은
향긋한 피톤치드로부터

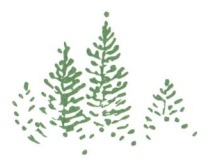

64세 인자 씨는 수년 전 알 수 없는 전신 통증으로 심하게 고생한 적이 있습니다. 집안 문제로 1년 정도 극심한 스트레스를 받던 중, 어느 날 갑자기 시작된 통증으로 인해 여러 병원을 전전했습니다. 오랫동안 병명을 찾지 못해 고생하다가 마지막 병원에서 관절 류머티즘 진단을 받습니다. 심각한 스트레스를 겪다 어느 날 갑자기 면역시스템에 문제가 생겨 병원을 찾는 사람은 인자 씨뿐만이 아닙니다. 1년 전부터 주야간 교대 근무를 시작한 뒤 생긴 전신 가려움을 동반한 두드러기가 나아지지 않아 내원한 33세 주빈

씨, 코로나19 팬데믹 이후 운영하던 식당의 경영난으로 잠을 줄이며 일한 끝에 식당은 겨우 안정되었지만, 다리에 건선이 생겨 치료 중인 락교 씨 등 알로스테시스 과부하가 쌓여 면역 관련 질환을 진단받는 경우는 드물지 않습니다.

그도 그럴 것이 면역계는 스트레스를 처리하는 데 매우 중요한 역할을 합니다. 자연 상태에서 투쟁-도피 반응은 부상의 위험을 의미합니다. 예를 들어 호랑이에게 공격당했을 때 생길지도 모를 감염에 대비해, 면역계는 우리 몸의 취약한 부위에 수많은 면역세포를 급파해서 피부, 근육, 조직의 상처를 처리할 준비를 합니다. 이렇게 단기적인 스트레스 상황에서는 알로스테시스가 백혈구 세포를 전투 위치에 보내고 면역계를 활성화합니다.

그런데 문제는 신체적 손상과 거리가 먼 스트레스 상황, 이를테면 직장 상사와의 갈등, 치솟는 대출이자 등에도 호랑이에게 쫓길 때 사용하던 방식으로 대응한다는 것입니다. 과거에는 단시간 불안에 시달리다가 맹수가 사라지고 나면 다시 휴식을 취하며 회복할 수 있었습니다. 그러나 요즘처럼 스트레스가 밑도 끝도 없이 지속될 때는 회복할 틈도 없이 교감신경계를 자극해서, 오히려 면역계를 억제해 감염에 취약해집니다. 장기간 스트레스에 노출된 사람들에게 입 주위 피부염, 질염, 헤르페스와 같은 감염질환이 주기적으로 반복되는 이유가 여기에 있습니다.

반면 알로스테시스 과부화는 면역계를 혼란스럽게 하여 실제로 위협적이지 않은 자극도 공격합니다. 치료되지 않는 알레르기나 천식 발작, 아토피 피부염 등이 그 예입니다. 면역시스템이 자기조직과 외래물질을 구별하지 못하고 건강한 자기조직을 공격하는 자가면역질환도 일어날 수 있습니다. 인자 씨가 앓고 있는 관절 류머티즘이나 락교 씨가 진단받은 건선 등이 이런 경우입니다. 물론 스트레스를 좀 과하게 받는다고 모두 이런 병에 걸리는 것은 아닙니다. 유전적 소인이 중요한 역할을 합니다. 그러나 유전적으로 취약하다고 해서 모두 자가면역질환에 걸리는 건 아닙니다. 유전자를 활성화시키는 환경적 요인이 중요한 역할을 하며, 그중에서도 알로스테시스 과부하를 제대로 처리하지 못하는 상태가 가장 큰 문제점으로 지목되고 있습니다.

저는 면역력에 문제가 생겨 내원한 환자들에게 숲을 처방합니다. 숲에는 면역력을 높이고 마음을 안정시켜 스트레스 해소에 효과가 있는 피톤치드가 풍부하기 때문입니다.

1928년, 러시아 레닌그라드대학교의 생화학자인 보리스 P. 토킨Boris P. Tokin 박사에 의해 피톤치드는 처음 발견되었습니다. 이 물질은 알로스테시스 과부하를 안정적으로 조절해 교란된 면역시스템을 안정시키는 데 도움이 됩니다. 피톤치드는 식물을 뜻하는 '파이톤phyton'과 죽인다는 뜻의 '사이드-cide'가 합쳐진 용어로 식물이 내뿜는 휘발성 향기 물질입니다.

2005년 11월, 〈MBC 스페셜: 숲의 신비 피톤치드〉에서 아토피에 대한 피톤치드의 치료 효과를 실험했습니다. 아토피로 고생하는 어린이 3명을 7개월간 집중적으로 취재하여 산림욕과 자연 친화적인 생활이 아토피에 어떤 역할을 하는지 보여주었는데, 결과는 놀라웠습니다. 장판과 벽지를 친환경 소재로 바꾸고 여름방학을 숲에서 보내게 하자 조절되지 않았던 아이들의 증상이 눈에 띄게 호전된 겁니다.

충북대학교 수의과대학이 발표한 연구 결과도 피톤치드의 면역력 효과를 입증합니다. 전기 자극으로 스트레스를 받은 실험용 쥐에게 소나무, 잣나무, 편백, 화백에서 추출한 피톤치드를 주입해 스트레스 물질인 코르티솔의 농도 변화를 조사했는데, 모든 쥐의 코르티솔 농도가 20~25%까지 낮아졌습니다.

피톤치드가 풍부한 숲은 폐결핵과 같은 전염성 질병을 치료하기에도 아주 좋은 장소입니다. 이런 치료 효과는 1900년대 초 뉴욕의 한 병원의 사례로 어느 정도 입증되었습니다. 당시 미국에는 폐결핵이 창궐하여 많은 환자의 목숨을 위협하고 있었습니다. 병원마다 환자가 들어차 더는 수용할 수 없는 상황에 이르자, 뉴욕의 한 병원에서 병원 뒤에 있는 숲에 임시로 텐트 병동을 만들어 환자를 치료했습니다. 그런데 놀랍게도 텐트 병동에서 치료한 환자들의 치료 효과가 훨씬 좋았습니다. 피톤치드의 살균 효과가 적지 않은 효과를 주었음에 틀림없었습니다.

피톤치드의 살균 효과는 결핵균에 한정된 것은 아닙니다. 식중독과 수막염을 일으키는 리스테리아균, 화농성 중이염의 원인인 황색포도상구균, 폐렴을 일으키는 레지오넬라균, 여성 질염을 일으키는 칸디다균에서도 항생제나 항진균제에 버금가는 효과를 보였습니다. 요즘 무분별한 항생제 남용으로 항생제에 내성을 가진 슈퍼박테리아에 대한 우려의 목소리가 높은데, 내성도 없고 부작용도 없는 피톤치드는 감염성 질환을 예방하는 데 강력한 무기가 될 수 있습니다.

숲의 효능은 살균 효과가 뛰어난 피톤치드에만 있지 않습니다. 병균에 감염된 세포나 암세포를 직접 공격하여 제거하는 역할을 하는 자연살해세포 Natural killer cell, 이른바 NK 세포의 활동에도 큰 영향을 미칩니다. 최근 여성 유방암 환자들을 대상으로 저녁 시간에 스트레스 호르몬인 코르티솔 수치를 측정하고 기대수명을 비교해본 결과, 수치가 높을수록 기대수명이 짧아진다는 사실이 드러났습니다. 숲은 코르티솔 수치를 안정시키고 NK 세포를 증가시켜 수명 연장에 기여할 수 있습니다.

일본 임야청의 미야자키 요시후미 宮崎良文 박사가 발표한 연구 결과에 따르면, 스트레스에 찌든 직장인을 대상으로 일정 기간 산림욕을 하게 하고 NK 세포 수를 관찰했더니 그 수가 점점 증가했다고 합니다. 35세에서 56세 사이의 남성 직장인들을 대상으로 한 다른 실험에서는 산림욕이 NK 세포의 활동과 수, 면역세포 내 항암 단백질 수를 증가시킬 뿐 아니라, 그 효과가 짧게는 7일에서 길게는 한 달까지도 지속됐습니다. 다시 말해, 한 달에 한 번 숲에 다녀오기만 해도 암을 예방하는 데 큰 효과를 발휘한다는 뜻입니다. 숲의 면역세포에 대한 긍정적 효과는 나무에서 뿜어져 나오는 피톤치드, 산림욕의 스트레스 호르몬 조절 효과에 의한 것으로, 숲이 많은 지역에 사는 사람들이 상대적으로 숲이 적은 지역에 사는 사람들에 비해 암으로 인한 사망률이 현저히 낮다는 연구 결과도 있습니다.

최근 NK 세포 면역요법이 완경기 증후군, 당뇨, 소화기 질환 등 여러 질병의 치료에 확대 적용되고 있다는 점을 고려할 때, 숲을 걷는 것은 스트레스 관리와 면역력 강화에 그 어떤 약보다도 효과적이라고 할 수 있습니다. 관절 류머티즘 진단을 받은 인자 씨 역시 마음이 답답해 근처 숲을 천천히 걷기 시작했을 뿐인데, 신기하게도 약을 먹어도 잘 낫지 않던 통증이 조금씩 호전되는 느낌이 들었다고 합니다. 그때부터 매일 숲을 찾아 한 시간가량 걸었더니 어느 순간부터 통증에서 벗어나, 지금은 예방 차원에서 일주일에 두 번은 꼭 숲에 간다는 소식을 전해 왔습니다. 면역력 때문에 고민하는 환자들에게 값비싼 영양제 대신 피톤치드를 처방하는 이유가 여기에 있습니다.

포레스트 코드 활용 사례

산림청은 전국에 '치유의 숲'을 조성해 국민 건강 증진과 심신의 회복을 위한 다양한 산림치유 프로그램을 운영하고 있습니다. 암 환자 및 만성질환자 등을 위한 목공예 체험, 숲속 명상, 숲길 걷기와 임신부 및 예비 부모를 대상으로 한 숲 태교 명상, 맨발 걷기 등이 이에 해당합니다. 물론 일반인과 가족을 대상으로 한 치유 프로그램도 있습니다. 이런 치유의 숲은 국가적 의료비용을 낮추는 데 큰 역할을 하며, 시민들의 삶의 질 향상에도 기여하고 있습니다.

건강한 폐를 원한다면
숲이라는 산소 탱크로

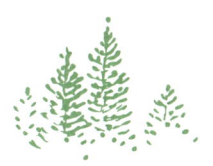

3년 전에 폐암으로 왼쪽 폐 일부를 절제한 뒤로, 수정 씨가 매일 아침 가장 먼저 하는 일은 미세먼지와 초미세먼지 농도 확인입니다. 가슴이 답답하고 인지력까지 떨어지는 것 같은 날 농도를 확인해 보면 어김없이 '나쁨'이 나올 정도로 그녀의 감각은 민감한 편입니다.

코로나19와 같은 바이러스 질환과 미세먼지, 황사 등에 가장 취약한 신체 기관은 어디일까요? 호흡기관 중에서도 폐가 가장 취약합니다. 그런데 아이러니하게도 폐는 인내심이 강해서 상태가 아주 심하게 나빠지기 전까지 약간의 기침과 가래 외에는 별다른 증상을 보이지 않을 수도 있습니다. 그러다 보니 다른 신체 기관보다 신경을 덜 쓰게 되는 것도 사실입니다. 그러나 호흡은 생존과 생활의 질을 결정짓는 아주 중요한 요소입니다. 한 번이라도 천식 발작을 경험한 사람은 깨끗한 공기로 숨 쉴 수 있다는 사실이 얼마나 소중한지 잘 압니다.

그런데 폐 건강을 위협하는 요소는 늘기만 합니다. 이는 크게 세 가지가 있습니다. 첫째, 점점 나빠지는 공기 질입니다. 외부 공기 질은 황산화물, 질소산화물, 오존, 미세먼지에 의해 결정됩니다. 세계보건기구 WHO는 이 네 가지 주요 유해 물질을 모니터링하며, 건강에 미치는 영향을 평가하기 위해 노력하고 있습니다. 하지만 안타깝게도 유해 물질이 건강에 미치는 악영향은 수년이 지난 뒤에야 나타나기 때문에 평가 작업이 쉽지 않습니다.

폐를 위협하는 가장 큰 대기오염물질은 미세먼지(PM10)입니다. 2.5마이크로미터 미만의 미립자와 직경 0.1마이크로미터 미만의 초미세먼지(PM2.5)는 너무 작아서 허파꽈리(폐포) 안까지 들어갈 뿐만 아니라, 허파꽈리를 통과해 혈액 내 염증을 일으키기도 합니다. 또한 기도에 급성·만성 염증을 일으키기도 하고, 꽃가루나 동물 털 알레르기와 발암물질 같은 다른 공기 미립자의 운반자 역할도 해서 폐 건강에 치명적입니다. 미세먼지 및 초미세먼지에 오랫동안 노출되면 만성 기관지염, 만성폐쇄성폐질환, 폐암 등에 걸릴 수 있습니다. 아이들의 경우 알레르기에 더 취약하게 만들 뿐 아니라 박테리아나 바이러스의 감염률을 높여 폐렴 위험도도 높입니다.

2017년 하버드대학교에서 발표한 대규모 장기 연구 결과와 세계은행의 보고서가 미세먼지를 고혈압, 흡연, 혈당, 콜레스테롤 수치 다음으로 가장 큰 건강상 위험 요인으로 선정한 이유가 여기에 있습니다.

둘째, 기후변화로 인한 극단적인 날씨, 대기오염, 감염병, 증가하는 알레르기 항원 역시 폐 건강을 위협합니다. 불볕더위가 계속되는 여름에는 공기 중 오존과 미세먼지 농도가 높아집니다. 이는 기도를 건조하게 해서 기도 질환에 치명적입니다. 따라서 천식, 만성폐쇄성폐질환을 가진 노년층 환자의 기도 발작이 심화되고, 폐렴도 더 쉽게 발병할 수 있습니다.

셋째, 폐 노화입니다. 우리 몸은 나이가 들수록 흉곽의 모양이 변하면서 폐의 확장과 유연성이 떨어집니다. 또한 기관지 청소 작용도 방해를 받아 점액성카타르, 만성 기관지염, 폐렴 위험도 역시 올라갑니다. 골다공증 유병률이 높은 여성의 경우 흉곽 변화가 더 쉽게 발생하기 때문에 비타민 D·칼슘 섭취, 운동 등에 더 신경을 써야 합니다. 호흡을 담당하는 횡격막도 노화합니다. 40세가 넘으면 근력이 매년 2%씩 감소해 기침 반사가 약해지고, 최악의 경우 아예 기침을 하지 않아 오염물질이 쌓여 감염에 더욱 취약해집니다. 점액섬모청소 기관 기능도 감소해 75세가 되면 기관지 세척력이 35세의 절반 수준으로 떨어집니다. 유해 물질을 효과적으로 청소하지 못하면 대기오염에 더욱 취약해질 수밖에 없습니다. 호흡 가능한 폐의 용적 또한 출생 후 22세까지 자라다가 그 이후에는 매년 감소합니다. 폐의 결합조직 탄력성이 떨어지기 때문이죠. 특히 흡연은 대기 중 오염물질 못지 않게 폐의 조기 노화를 앞당기는 원인이기도 합니다.

다행히 숲이 기후변화 환경 속에서 폐 건강을 지키는 데 큰 도움이 된다는 연구 결과가 있습니다. 산림청 소속인 국립산림과학원은 횡성·세종·나주·칠곡·예산에 소재한 숲체원 내부와 주변 도심에 '산림 미세먼지 측정넷 AiCAN' 을 설치해 불볕더위와 미세먼지 고농도 시기, 지점별 기온과 미세먼지 농도를 분석한 바 있습니다. 그 결과, 숲체원은 서울 도심보다 기온이 평균 7.9도 낮고 풍속은 평균 0.2m/s 높았으며, 평균 미세먼지 농도는 도심보다 미세먼지가 10%, 초미세먼지가 22% 낮았습니다. 국립산림과학원은 나무의 잎과 줄기, 가지 등을 통한 미세먼지 흡수 및 흡착 효과 덕분이라고 설명했습니다. 이는 기후변화로 해마다 불볕더위와 미세먼지의 위험이 커지는 상황에서 숲이 무더위와 미세먼지 노출을 줄이는 피난처로 작용할 수 있다는 데 의미가 있습니다.

숲은 거대한 산소 공장입니다. 연구에 따르면, 1헥타르의 숲에서 1년간 16톤의 이산화탄소를 흡수하고 12톤의 산소를 방출한다고 합니다. 한 사람이 하루에 필요한 산소량이 0.75kg 정도이므로 1헥타르 숲이 생산하는 산소는 45명이 1년간 숨 쉴 수 있는 양입니다.

지구는 대기 중 약 21%가 산소로 이루어져 있습니다. 이 농도가 19% 이하로 떨어지면 가슴이 답답해지고 두통, 식욕부진, 구토 등의 증상이 나타나고, 4% 이하면 생명에 위협이 됩니다. 도심에서 걸을 때보다 숲에서 걷고 나면 덜 피곤하고 오히려 활력이 넘치는 경험을 한 적이 있을 겁니다. 왜 그럴까요? 숲의 산소농도가 도심보다 1~2% 높기 때문입니다. 일반적으로 도심 공기의 산소농도는 20.9%이며 실내나 지하실은 18~19% 정도입니다. 또한, 미세먼지를 비롯한 여러 대기오염물질이 나무라는 필터로 걸러진 깨끗한 산소라는 차이도 있을 겁니다. 공기 1m³당 먼지 알갱이 수만 보더라도 도시는 10만 개지만 숲속에서는 500~2,000개 정도에 불과합니다. 숲에 가면 온몸이 시원하고 쾌적해지며 폐 속에 있는 찌꺼기를 청소할 수 있는 환경이 조성되는 것입니다.

미세먼지로 고생하는 수정 씨에게 주기적으로 산소농도가 높은 숲에 가서 폐를 정화하는 산소치료 처방을 했습니다. 그 뒤로 수정 씨는 일주일에 한 번 정도 숲에 다녀오는 것만으로도 숨쉬기가 훨씬 편해졌다는 기쁜 소식을 전했습니다. 사실 병원에서 고압산소치료기를 이용해 산소치료를 받을 수 있습니다. 치료비가 굉장히 비싸지만 말입니다. 그러나 숲에서는 치료비가 전혀 들지 않습니다. 맑고 깨끗한 산소치료를 무료로 원하는 만큼 받을 수 있습니다. 주기적으로 숲에 가야 하는 이유가 하나 더 늘지 않았나요?

알아두면 좋아요: 호흡의 기술

숨을 내쉴 때는 부교감신경이, 들이마실 때는 교감신경이 작동한다는 것을 아시나요? 만성적인 스트레스에 시달리는 현대인들은 교감신경이 항진된 상태에 놓이기 쉽습니다. 이런 교감신경을 안정시키려면 내쉬는 호흡을 길게 공들여 하는 것이 중요합니다. 숲에 갔을 때만이 아니라 평소에도 주기적으로 폐에 쌓인 나쁜 공기를 충분히 내뿜고 숨을 깊이 들이마시면, 신선한 산소가 들어와 폐를 깨끗하게 할 수 있습니다. 단, 미세먼지 농도는 항상 확인해야 합니다. 나쁜 공기를 깊게 들이마시면 폐를 비롯해 몸 구석구석에 해가 될 수 있습니다.

우울증과 공황장애를
약 없이 치료하는 법

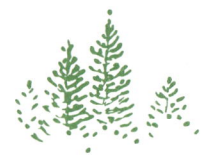

전공의 시절 함께 근무했던 간호사 미영 씨와는 통하는 면이 많아 가깝게 지냈습니다. 미영 씨는 싹싹하고 명랑한 성격으로, 주변 사람을 기분 좋게 해주었습니다. 전문의 면허를 취득하고 다른 지역에서 봉직 생활을 하느라 10년 넘게 연락이 끊겨 궁금해하던 중 우연히 백화점에서 마주쳤습니다. 반가운 마음에 차 한잔하며 서로의 근황에 대해 이런저런 이야기를 나누다가 뜻밖의 소식을 들었습니다. 몇 년 전, 심한 공황장애에 가면 우울증 진단을 받았다는 것이었습니다. 가면 우울증은 마치 가면을 쓰고 있는 것처럼 우울감이 겉으로 드러나지 않는 우울증입니다. 미영 씨는 증상이 호전되지 않아 오랫동안 근무하던 대학병원에 사표를 내고 다른 병원에서 근무했지만, 그래도 증상이 사라지지 않아 절박한 심정으로 고향인 제주도로 내려갔다고 합니다. 어머니가 해주는 밥을 먹으며 한라산에도 가고 오름에도 거의 매일 오른 미영 씨는 어느 순간 가슴이 뻥 뚫리는 느낌을 받았다고 합니다. 꾸준히 약을 먹어도 사라지지 않던 증상이 산에 다니면서 말끔히 사라졌다는 겁니다. 덕분에 지금은 제주도 개인 병원에서 다시 일도 시작하고 곧 결혼을 한다는 반가운 소식을 들려주었습니다.

2025년, 유엔이 발표한 〈세계행복보고서〉에 따르면 한국은 행복지수가 10점 만점에 6.038점으로 조사대상 147개국 중 58위였습니다. 그러나 이보다 더욱 심각한 것은 우울증입니다. 대한신경과학회에 따르면, 2020년 OECD 통계조사에서 한국의 우울증 유병률은 36.8%로 조사 대상국 중 가장 높다고 합니다. 10명 중 4명이 우울증을 겪고 있을 정도로 심각한 수치입니다. 건강보험심사평가원에 따르면, 2021년 진료를 받은 환자 통계를 토대로 산출된 우울증과 불안장애 환자만 180만 명에 달합니다. 우울증 환자 수는 93만 3,481명으로 2017년 대비 35.1%, 불안장애 환자 역시 86만 5,108명으로 같은 기간 대비 32.3% 늘었습니다. 긍정적인 점은 우울감과 불안감을 느낄 때 혼자 고민하지 않고 병원을 찾아 치료받으려는 이가 늘고 있다는 사실입니다. 하지만 전문가들은 여전히 한국의 정신건강 서비스 이용률이 타 국가에 비해 현저히 낮다는 사실을 지적하며 우려를 표하고 있습니다.

우울증의 원인은 스트레스 같은 환경적인 요인, 뇌의 세로토닌 감소 같은 유전적 요인이 복합적으로 얽혀 있습니다. 즉 우울증에 취약한 유전자를 가지고 태어났더라도 좋은 환경에 있다면 유전자 발현을 막을 수 있고, 그 반대 경우도 있을 수 있다는 뜻입니다. 물론 중증 우울증은 반드시 전문의의 상담 아래 약물치료를 받는 것이 중요합니다. 혼자 해결할 수 있다고 착각하고 방치했다가, 자칫하면 큰 사고로 이어질 수 있으니까요. 반면, 경증 우울증은 약물치료 없이 상담 치료나 환경 개선만으로도 증상이 호전될 수 있습니다.

산림욕은 불안, 우울, 분노, 피로 및 혼란한 마음의 상태와 같은 정신적 스트레스를 안정시키는 데 탁월한 효과가 있다고 합니다. 숲에 가서 산책하는 것만으로도 혈청 내 세로토닌의 수치가 증가했으며 '기분상태검사 POMS'에서 활력점수가 유의미하게 증가했다는 것이죠. 또 불안 성향이 높은 사람과 그렇지 않은 사람에게 산림욕을 하게 한 후 심리효과를 비교했는데 신기하게도 불안 성향이 높은 사람일수록 우울감에 더 큰 효과를 보았다는 연구 결과도 있습니다.

현대인은 누구나 정신적 과부하 상태로 살고 있지만, 이를 해소하는 방법은 잘 알지 못합니다. 그래서 어느 날 갑자기 '번아웃'이 찾아오거나 우울증이나 공황장애를 진단받기도 합니다. 이런 마음의 병을 안정시키는 데 자연을 접하고 숲길을 걷는 것은 큰 도움이 될 수 있습니다. 실제로 2023년에 스웨덴 룬드대학교에서 실시한 흥미로운 연구가 있습니다. 27세에서 63세 사이 113명의 번아웃 환자를 대상으로 10주 동안 1~2주에 두 번 3시간짜리 번아웃 신드롬에 대한 자연기반 재활 프로그램을 실시한 결과, 전반적인 건강 상태, 삶의 질, 번아웃 증상에 대해 유의미한 개선 효과를 보였습니다. 게다가 프로그램 종료 후에도 최소

6개월 동안 효과가 유지되었다고 합니다. 이는 주기적으로 숲을 찾는 게 번아웃이 더 심각한 정신질환으로 이어지지 않도록 예방하는 데 큰 도움이 된다는 의미이기도 합니다.

　관련하여 또 다른 연구도 있었습니다. 쥐를 서열에 상관없이 좁은 공간에 밀집해서 살게 하자 14일 만에 하위 서열에 있던 쥐가 죽었습니다. 놀랍게도 다른 수컷의 공격이 아니라 심각한 자율신경계 파괴가 원인이었다고 합니다. 생존한 다른 쥐들도 스트레스를 많이 받은 순으로 테스토스테론 수치가 낮았고, 알로스테시스 과부하를 의미하는 호르몬 변화가 관찰되었다고 합니다. 또한 서열이 낮은 쥐들의 뇌를 검사하자 행복 호르몬인 세로토닌 불균형이 확인되었는데, 이는 쥐 역시 우울증을 앓았음을 시사합니다.

　현대인은 좁은 공간에 갇힌 서열이 낮은 쥐처럼 끊임없이 생존에 대한 불안감 속에서 살아간다고 할 수 있습니다. 이런 불안과 감정적인 고통에서 벗어나기 위해 약물이나 술 같은 중독성 강한 것에 의존하기도 합니다. 그러나 이는 부작용이 크고 근본적인 해결책이 되지 못해 공허감만 커질 뿐입니다. 이런 상황에서 숲과 같은 자연은 정신건강을 유지하고 개선할 수 있는 강력한 치유력을 발휘합니다.

2009년, 영국 에식스대학교 환경사회센터 연구팀이 낸 보고서는 정신건강에 대한 자연의 치유 효과에 대해 시사하는 바가 큽니다. 연구팀은 참가자를 두 집단으로 나누어 한 집단은 목초지와 호수가 있는 야외를 걷게 하고, 다른 집단은 실내 쇼핑센터를 걷게 한 후 이들의 감정 변화를 관찰했습니다. 실험 결과, 실내 쇼핑센터를 걸은 집단보다 초목이 있는 야외를 걸은 집단의 자존감 상승과 기분의 나아짐 정도가 눈에 띄게 높아졌으며, 특히 분노와 우울, 긴장 해소에 큰 영향을 미친 것으로 나타났습니다. 자연이 있는 야외를 거닌 참가자들의 우울감은 98%, 긴장은 86%, 분노는 81%, 피로는 80%가 감소했습니다.

자연, 특히 숲은 우울증 치료에 매우 효과적입니다. 숲에서는 마음이 차분해지고 신체의 생리적 반응이 활성화되어, 우울과 불안을 해소하는 호르몬 분비가 촉진됩니다. 또한, 주기적으로 햇볕을 받으며 숲길을 걸으면 천연 행복 호르몬인 세로토닌 분비가 늘어나 질 좋은 수면을 유도하여 우울감 해소에 큰 도움이 됩니다. 실제로 영국 브리스틀대학교와 유니버시티 칼리지 런던 합동 연구팀은 흙 속에 존재하는 마이코박테리움 바카에Mycobacterium Vaccae라는 미생물이 호흡이나 피부 접촉 등으로 우리 몸에 들어가 혈류를 타고 뇌의 신경 세포를 자극해 세로토닌 분비를 촉진한다고 보고했습니다.

우울증 치료제는 과거에 비해 크게 개선되었지만, 여전히 불면증, 졸음, 두통, 메스꺼움, 무기력증 같은 부작용을 동반하는 사례가 많습니다. 중증 우울증은 반드시 전문의의 진단과 그에 따른 상담 및 약물치료가 필요하지만, 일상에서 가벼운 우울감이 느껴질 때는 상담 치료와 함께 숲이라는 천연 우울증 치료제를 복용하는 것도 좋은 방법입니다. 고즈넉한 숲에서 한가로운 시간을 보내면 우울한 기분을 해소할 수 있을 뿐만 아니라, 삶을 새로운 시각으로 바라볼 수 있는 여유가 생기며 행복 지수도 높일 수 있을 겁니다.

포레스트 코드 활용 사례

핀란드는 유럽에서 숲이 가장 많은 나라 중 하나입니다. 핀란드 천연자원연구소는 정부 지원 연구를 통해 사람들이 자연에서 활동을 하고 나면 심리상태가 개선된다는 사실을 알아냈습니다. 그 후 핀란드 정부는 국가적인 골칫거리인 우울증 및 알코올 중독 문제를 해결하기 위해 한 달에 최소 5시간을 자연 속에서 보내도록 권장했습니다. 아울러 도심에 있는 공원보다는 야생적 환경을 갖춘 국립공원을 걷는 것이 더 효과가 크다는 점도 강조했습니다.

3장

·

저속노화는
주 1회 숲 산책으로부터

치매를 예방하려면
약 대신 비타민 N부터

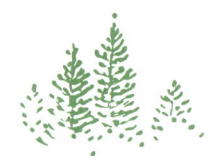

"선생님, 갑자기 건망증이 너무 심해졌어요. 요즘 스트레스를 받는 일이 많긴 했지만. 글쎄, 814번 버스를 탄다는 게 착각해서 204번을 탔지 뭐예요. 아직 그럴 나이는 아닌 거 같은데, 어떡해요. 선생님."

52세 소영 씨는 저하된 인지능력 때문에 고민이 많습니다. 소영 씨처럼 인지능력 저하로 걱정하는 중장년층이 늘고 있습니다. 100세 시대를 넘어 120세대 시대로 가는 요즘, 노년층의 가장 큰 걱정은 자신의 질병이 자녀에게 부담이 되면 어떡하냐는 것입니다. 무엇보다 두려운 질병은 치매일 겁니다. 치매는 60세 인구에서는 1%의 유병률을 보이지만, 이후 5세가 늘 때마다 두 배씩 증가하는 경향을 보입니다. 따라서 60대 중후반으로 접어든 노인들의 불안은 커질 수밖에 없습니다.

중앙치매센터가 발행한 〈대한민국 치매현황 2021〉에 따르면, 한국 치매 유병률 중 알츠하이머형 치매는 75.5%로 제일 큰 비중을 차지하고 있습니다. 그런데 최근 40세 이상 인구에서 알츠하이머형 치매 발병률이 점차 증가하고 있다고 합니다. 이는 치매가 더 이상 노인들만의 전유물이 아님을 시사합니다.

캘리포니아대학교 로스앤젤레스 캠퍼스 교수이자 저명한 신경학자인 데일 브레드슨 Dale E. Bredesen은 알츠하이머 치매의 전 단계인 주관적 인지장애와 경도 인지장애 시기부터 적극적으로 관리하고 치료해서 증상이 더 나빠지는 것을 막는 일이 무엇보다 중요하다고 주장합니다.

알츠하이머 치매는 뇌 속에 아밀로이드 베타 amyloid beta라는 단백질로 만들어진 시냅스를 파괴하는 끈끈한 플라크가 쌓이면서 발생하는 것으로 알려져 있습니다. 지난

20여 년 동안 다수의 다국적 제약회사가 이러한 정보를 바탕으로 다양한 치료제 개발을 시도했으나, 결과는 모두 만족스럽지 못했습니다. 치매는 다수의 요인이 복합적으로 작용해 발병하는 것이라, 어느 한 가지 원인에 집중한 치료제 개발은 실패할 수밖에 없었던 것입니다.

데일 브레드슨은《알츠하이머의 종말》에서 지금까지 축적된 수많은 과학적 연구 결과를 바탕으로 어떤 약보다도 일상에서 무심코 행하는 잘못된 습관을 바로잡는 것이 치매 예방의 핵심이라고 주장합니다. 알츠하이머 환자의 머릿속에 쌓이는 아밀로이드가 사실은 잘못된 식습관, 생활습관으로 인해 유발되는 만성염증, 영양상태 불균형, 여러 가지 독성물질로부터 뇌를 보호하기 위해 몸이 만들어내는 방어 작용이라는 겁니다.

브레드슨은 그중에서도 끊임없이 이어지는 현대사회의 만성 스트레스를 조절하는 것이 치매를 예방하는 데 아주 중요한 요소라고 강조합니다. 그 이유는 스트레스가 기억과 밀접한 관련이 있는 해마에 직접적인 영향을 주기 때문입니다.

진화론적인 관점에서 보면 기억과 스트레스가 왜 서로

관련이 있는지 쉽게 추측할 수 있습니다. 인간을 비롯한 동물에게 스트레스를 유발하는 사건은 반드시 기억해야 할 가장 중요한 정보입니다. 동물은 어떤 소리나 장소, 냄새 그리고 다른 동물이 위험한지 아닌지를 즉각 알 수 있어야 합니다. 예를 들어 산불이 났을 때 그 냄새나 소리를 바로 떠올리지 못한다면, 생존 가능성이 희박해집니다. 따라서 스트레스와 연관된 기억은 그 즉시 형성되고, 필요할 때 바로 떠올릴 수 있도록 진화한 것입니다.

이러한 기억들은 편도체라고 하는 뇌 영역에서 형성되며, 기억이라는 성채의 수문장인 해마와 긴밀히 연결되어 함께 기능합니다. 스트레스를 유발한 사건이 깊은 인상을 남겨 강렬한 기억을 형성할 수 있도록 해마에는 기억을 형성하는 데 사용되는 스트레스 호르몬인 코르티솔 수용기가 많이 퍼져 있습니다. 그러나 이런 특성상 해마는 고농도의 코르티솔 혹은 만성적인 코르티솔 증가에 취약합니다. 다시 말해 스트레스 수준이 너무 높거나 스트레스 상황이 오래 지속되면 해마와 해마의 기억 형성 기능이 위험해집니다. 해마의 기능 상실에 스트레스 호르몬이 역할을 하는 것이죠. 이로 인해 기억력이나 인지 기능 저하 같은 문제가 생길 수 있는 겁니다.

2008년 미시간대학교 연구팀의 연구 결과에 따르면, 실험 참가자들이 한 시간만 숲 등의 자연환경 속에 있어도 기억력과 집중력이 20%나 향상되었다고 합니다. 또한 뉴욕의 세이지대학교 도러시 매슈스 Dorothy Matthews 와 수전 젠크스 Susan Jenks 교수 연구팀이 시행한 연구에서는 쥐에게 토양세균인 마이코박테리움 바카에를 주입하자 미로에서 길을 찾는 속도가 두 배 빨라졌다는 연구 결과를 내놓았습니다.

유명한 저널리스트이자 가족, 자연, 공동체 사이의 관계를 주제로 한 여러 권의 책을 쓴 리처드 루브는 《지금 우리는 자연으로 간다》를 통해 자연에서 시간을 보내는 것이 신체와 정신건강에 도움이 된다는 점을 강조했습니다. 그는 건강하게 살기 위해 자연 Nature 의 비타민, 즉 '비타민 N'을 먹어야 한다고 주장합니다. 실제로 2000년 리처드 화이트하우스 Richard C. Whitehouse 등의 연구진이 발표한 논문에 따르면, 알츠하이머 환자들이 하루 중 여러 시간대에 걸쳐 정원에서 시간을 보내고 조도가 달라지는 것을 경험하면 단체 내 상호작용이 더 잘 이루어지고 불안해하거나 방황하는 정도가 줄어드는 것으로 나타났습니다. 이는 실내가 아닌 정원 등의 자연환경에서 보낸 시간이 뇌의 체계화와 심리적 안정에 도움이 된다는 것을 의미합니다. 또한 2006년 호주에서 발표된 연구에서는, 인지 기능에 이상이 없는 60세 이상 남녀 2,805명을 대상으로 16년간 추적 조사를 한 결과, 매일 정원 가꾸기를 한 사람은 치매 발생 위험이 36% 낮은 것으로 확인되었습니다.

이처럼 자연과의 꾸준한 접촉은 인지 기능을 유지하는 데 긍정적인 영향을 미칩니다. 하루하루 달라지는 인지능력 저하로 고민이거나, 가족의 치매가 걱정된다면 지금이라도 가까운 숲에서 비타민 N을 복용하시길 권합니다. 숨을 깊이 들이마시고, 흙을 밟으며 맨발 걷기를 하면 자연스럽게 뇌에 산뜻한 자극이 전해질 겁니다.

알아두면 좋아요: 인지 기능을 향상하려면

우리가 자연의 리듬을 가지고 운동을 하지 않으면 IGF-1 Insulin-like Growth Factor 1이라는 성장호르몬 지수가 낮아질 뿐 아니라 BDNF Brain-Derived NEurotrophic Factor라는 신경성장 인자도 줄어듭니다. 이 인자들은 뇌가 새로운 세포를 생성하는 신경발생 방식이면서, 기존 뇌세포들을 연결시키는 뇌가소성 방식에도 영향을 끼칩니다. 따라서 인지 기능 향상에는 그 어떤 뇌영양제보다도 가까운 숲이나 공원을 산책하는 것이 효과적입니다.

이명을 잠재우려면
숲에서 오감 디톡스부터

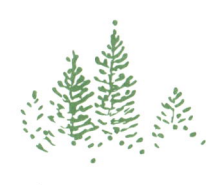

"자꾸 귀에서 소리가 나서 너무 힘들어요."

"어떤 소리가 나나요?"

"한마디로 딱 꼬집어 표현하긴 힘든데, 1년 전부터 매미 소리 같기도 하고 귀뚜라미 소리 같기도 하고, 아무튼 한번 시작되면 무시하기 힘들 정도로 괴로워요. 병원에 가도 귀에는 특별한 이상이 없다며 혈액순환제만 처방해 주는데, 소리는 계속 들리고. 어떻게 하면 좋죠?"

1년 전부터 시작된 이명으로 극심한 스트레스를 받고 있는 지훈 씨. 몇 가지 기본적인 검사상 당뇨 전 단계, 약간의 과체중 외에 특별한 이상소견은 없었습니다. 하지만 부신 호르몬 검사 결과 호르몬 불균형이 심각해 보였습니다. 3년 전, 운영하던 식당을 폐업하고 전업 투자자로 종일 컴퓨터 모니터만 바라보며 신경을 곤두세우는 생활이 지속되다 보니 알로스테시스 과부하 상태가 해소되지 못하고 축적된 상황이었습니다. 운동은 거의 하지 않고, 식사는 대충 때우다시피 하는 생활이 인슐린 저항성을 높여 만성염증 상태의 몸과 낫지 않는 이명으로 이끈 셈입니다.

이명이란 '외부로부터 청각적인 자극이 없는 상태에서 소리가 들린다고 느끼는 증상'을 말합니다. 바람 소리, 매미나 귀뚜라미가 우는 소리, 삐 소리 등 종류도 다양하고 한번 시작하면 점점 더 크게, 더 자주 들리는 경향이 있어 무시하기 어려운 질환입니다. 사실 건강한 사람도 완전히 방음된 상태에서는 약 80% 정도 이명이 들릴 수 있어 일상생활에 지장을 주지 않을 때는 별다른 치료가 필요 없습니다. 다만, 원인을 찾기 어려운 지훈 씨의 이명 같은 경우는 치료가 쉽지 않습니다. 하지만 이명이 점점 더 크게 자주 들리거나, 청력이 떨어지거나, 귀에서 진물이 나거나, 귀가 먹먹한 느낌이 들거나, 어지럼증이 동반될 때는 적극적으로 원인을 찾아 교정해야 합니다. 특히 뇌종양 증상 중 하나로 이명이 발생할 수 있으니 증상이 심할 때는 반드시 병원을 찾아야 합니다.

이명이 발생하는 원인에는 청력 손실, 노인성 난청, 소음성 난청, 귀의 염증으로 인한 난청, 이명과 함께 빙글빙글 돌아가는 회전성 어지럼증이나 귀 먹먹함 증상이 동반되는 메니에르병, 머리 외상이나 약물 부작용, 상기도 감염이 있습니다.

이 중 소음성 난청이 대표적인 원인입니다. 보통 90dB 이상의 소음이 소음성 난청을 유발하는데, 스마트폰 같은 디지털 기기의 일반적인 최대 소리 강도가 90dB에서 140dB 정도라고 하니 최대 음량으로 음악이나 동영상을 장시간 접하면 이명이 발생할 가능성이 큽니다. 또한 도로나 버스, 지하철 등 생활 소음 역시 지속해서 노출 시 난청을 유발할 수 있습니다.

이명 치료에 숲이 무슨 효과가 있는지 고개를 갸웃하실 수도 있겠지만, 숲의 조용한 환경은 이명 치료에 적지 않은 역할을 합니다. 숲에 가면 가장 먼저 느껴지는 것은 고요함입니다. 자동차 경적 소리 등 예상치 못한 크고 작은 소음이 쉴 새 없이 들리는 도시와 비교하면 숲은 방음 장치를 한 듯 조용한 편입니다. 숲의 고요함은 도시 소음에 지친 고막이 쉴 수 있는 쉼터인 셈이죠. 이 고요함에 익숙해질 때쯤 들리는 새소리, 물소리, 바람 소리 같은 자연의 소리는 심리적으로 안정감을 줍니다. 이런 자연물들은 1/f 리듬(주파수가 고르게 분포되어 있어 편안함과 안정감을 주는 리듬)으로 움직이는데, 역시 자연물인 우리 몸의 1/f 리듬과 합이 잘 맞습니다.

숲에서 청력만 회복할 수 있는 건 아닙니다. 숲의 푸른색은 원색적인 디지털 화면에 지친 눈을 편안하게 해주고, 먼 곳을 바라보며 시력을 회복할 수 있는 여유를 줍니다. 또한 맑은 공기와 상쾌한 피톤치드로 도시의 매연을 비롯한 온갖 냄새와 미세먼지에 오염된 코를 씻어내 후각도 되살립니다.

이렇게 숲은 오감을 디톡스detox하는 역할을 합니다. 온갖 소음, 원색적인 색깔, 자극적인 냄새로 지치고 둔해진 오감을 숲이 가진 고유한 힘으로 중화시켜 감각을 되살립니다. 이는 숲의 맑고 깨끗한 환경이 과도한 자극에 노출된 오감을 디톡스해서 본래의 감각을 회복하게 하는 효과가 있다고 주장하는 '과부하와 각성overload and arousal 이론'으로 설명되기도 합니다.

뇌는 오감을 통해 외부 신호를 전달받고, 그것이 우리의 느낌과 생각을 형성합니다. 때로는 감각과 함께 강력한 기억의 연결고리를 형성하기도 합니다. 마르셀 프루스트의 《잃어버린 시간을 찾아서》의 주인공이 마들렌 향기를 맡고 어린 시절의 기억을 떠올리듯, 오감은 우리의 정서와 기억에 큰 영향을 미칩니다. 하지만 디지털 시대를 살아가는 현대인의 오감은 귀가 찢어질 만큼 높은 소리, 빠르게 전환되는 동영상 화면, 지나치게 자극적인 음식, 미세먼지와 매연의 탁한 냄새에 무뎌져 점점 더 강한 자극만 느낄 수 있게 되었습니다. 또한 스마트폰으로 끊임없이 숏폼Short-form 같은 콘텐츠를 소비해 전두엽은 피로해지고, ADHD가 없는 사람도 집중 시간이 점점 더 짧아져 알로스테시스 과부하는 회복될 기미가 보이지 않습니다. 이런 상황에서 이명 환자가 점점 늘어나는 것은 전혀 놀라운 일이 아닙니다.

구글의 에릭 슈미트Eric Schmidt 회장은 2012년 보스턴

대학교 졸업식에서 "인생은 모니터 속에서 이루어질 수 없다. 하루에 한 시간만이라도 휴대전화와 컴퓨터를 _끄고_ 사랑하는 이의 눈을 보며 대화하라"는 축사를 남기며 인터넷과 디지털 기기 남용에 대한 우려를 표했습니다. 디지털 중독에 대한 우려는 이미 전 세계적인 문제로, 디지털 디톡스의 중요성이 대두되었습니다. 그러나 디지털 기기의 전원을 _끄는_ 것만으로는 부족합니다. 거기서 한 발 더 나아가, 숲에서 시간을 보내며 지쳐 있는 감각의 봉우리를 되살려야 합니다. 그리고 감각의 회복을 위한 뇌 휴식의 첫걸음은 오감 디톡스에서 시작된다는 것 또한 잊지 않기를 바랍니다. 나이가 들수록 심해지는 원인 모를 이명의 해결책도 숲에서 오감을 디톡스하는 데서 시작해 볼 수 있습니다. 고요하고 우아한 노년을 꿈꾼다면, 자주 숲을 찾아 귀를 씻어내는 시간을 가지길 권합니다.

알아두면 좋아요: 후각과 기억

후각과 기억은 밀접한 관련이 있습니다. 후각신경 세포는 기억을 담당하는 기관과 연결되어 있고, '감정의 뇌'라고 불리는 편도체, '기억 저장 장소'라고 불리는 해마와도 연결되어 있기 때문입니다. 미국 캘리포니아대학교 연구팀은 후각 기능이 약 10%씩 떨어질 때 치매 발병 위험이 19% 정도 증가한다는 연구 결과를 발표했습니다. 감각 기능 이상이 인지 장애보다 먼저 발견되므로 후각 기능 이상이 치매를 알리는 조기 신호 역할을 한다는 겁니다. 연구 결과에 따르면, 알츠하이머형 치매로 인한 후각 구조 및 기능 이상은 후각 조직 내부의 병변과 밀접한 관련이 있다고 합니다. 후각뿐만 아니라 뇌는 감각기관에서 받아들이는 자극에 매우 민감합니다. 따라서 주기적으로 숲에 가서 생체 리듬을 안정시키고 오감을 디톡스하는 것은 뇌를 쉬게 하는 데도 도움이 됩니다.

노화 시계를 두 배 천천히 가게 만드는
숲의 마법

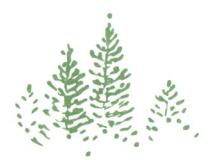

건강검진을 위해 주기적으로 내원하는 영자 씨를 처음 봤을 때 두 눈을 의심하지 않을 수 없었습니다. 깨끗하고 주름 없는 피부와 꼿꼿하고 단아한 걸음걸이는 아무리 나이가 많다고 해도 50대 중반 정도로 보였습니다. 외모뿐만 아니라 검진상 혈압, 혈당, 체중 등 객관적인 건강 지표도 40대 못지않았습니다. 70대라고는 도무지 믿기지 않았습니다.

동안의 비결을 묻자, 영자 씨는 10년간 꾸준히 다닌 숲이 비결이라면 비결이라고 대답했습니다. 남편과 사별하고 극심한 우울증으로 식음을 전폐한 채 집에만 있던 영자 씨를 보다 못한 아들이 매일 집 근처 숲의 산책로로 데려가 걷게 한 게 계기였다고 합니다.

처음엔 내키지 않았지만, 어느 순간부터 숲에 가는 시간이 기다려진 영자 씨는 하루이틀 아들이 바쁠 땐 혼자서 가기도 하다가 어느덧 매일 숲에 가는 재미로 10년을 살았다고, 요즘 삶이 얼마나 감사한지 모른다며 활짝 웃었습니다.

세상을 살아가다 보면 타인의 시선, 고정관념, 사회의 기준에서 벗어나 진정한 나를 본다는 게 참 어려운 일이란 걸 느끼게 됩니다. 경제적 배경, 가정환경, 사회적 성공, 평판, 정치 성향 등 세상이 곳곳에 설치한 거울에 비친 내 모습을 외면하기란 여간 힘든 게 아닙니다. 그중에서도 나이에 대한 고정관념은 가장 견고합니다. 그래서 현실에서는 자신의 신체 나이와 상관없이 그 나이에 맞는 신체라고 인식하며 살아가는 것이죠. 하지만 숲에서 보내는 시간은 그와 다르게 흘러갑니다. 숲에는 사회가 만들어 놓은 거울이 없으니까요. 그래서 숲에서는 그 어떤 편견 없이 자연의 일부로서의 나를 만날 수 있습니다. 수천억 년에 이르는 자연의 역사 앞에 인간의 나이는 그야말로 숫자에 불과할 뿐인 셈이죠. 영자 씨는 숲에 있을 때면 나이 들었다는 생각이 들지 않으며, 숲길을 걸을 때마다 어린 시절로 돌아가는 것 같다고 말합니다. 젊은 시절에 느꼈던 열정이 되살아난다고 하는 영자 씨의 말처럼 자연에서 시간을 보내면 노화라는 일련의 과정이 힘들지 않고, 시간의 흐름을 느끼는 데 필요한 균형감각을 기를 수 있습니다.

1981년 9월, 하버드대학교 심리학과 교수 엘렌 랭거 Ellen Langer가 이끄는 연구팀은 뇌가 느끼고 생각하는 방식이 우리 몸에 직접적으로 어떤 영향을 끼치는지에 대해 매우 흥미로운 실험을 했습니다. 70~80대 남성 노인 8명은 5일 동안 실제 나이보다 최소 22년은 젊어진 것처럼 행동하라는 지시를 받았습니다. 한편, 비교 그룹인 또 다른 남성 노인 8명에게는 22년 전 젊었을 때를 적극적으로 회상하되, 젊어진 것처럼 행동하지 말라고 지시했습니다. 두 그룹 모두 22년 전의 생활 환경을 재현한 수도원에서 지냈으며, 실험 그룹은 '그 시절의 나'처럼 행동했고, 비교 그룹은 그 시절을 회상하며 5일을 보냈습니다.

그 결과, 실험 그룹의 노인들이 비교 그룹의 노인들보다 몸 상태가 훨씬 좋아졌고, 두 그룹 모두 생리적·구조적·기능적으로 더 젊어졌습니다. 허리를 곧게 편 덕분에 키가 자라고 몸무게가 줄어들었으며 걸음걸이도 좋아졌습니다. 관절이 유연해졌고 통증이 사라졌으며, 시력과 청력 수치도 향상되었습니다. 심지어 인지능력 테스트 점수도 적게는 44%에서 많게는 63%까지 오른 것이 확인되었습니다. 연구팀은 노인들이 조작된 환경에서 그동안 잊고 지내던 젊은 시절을 회상한 것이 22년 전에 사용하던 뇌 신경들을 다시 활성화해 신체 기능까지 향상시켰다고 분석했습니다.

생물학은 제임스 왓슨James D. Watson과 프랜시스 크릭 Francis Crick이 DNA 이중나선 구조를 발견한 이후, 오랫동안 '유전자가 모든 것을 결정한다'는 '중심원리Central Dogma'가 주류를 장악하고 있었습니다. 그래서 사람들은 오랫동안 특정 암이나 심장질환, 당뇨병 같은 질병은 물론 노화 현상이 유전적으로 이미 결정되어 바꿀 수 없는 운명이라고 믿었습니다. 하지만 최근 들어 특정 유전자를 가지고 있는지보다, 그 유전자의 발현 여부와 우리가 유전자의 스위치를 어떻게 켜고 끄느냐 하는 '후성유전학 epigenetics' 이론이 주목받고 있습니다. 후성유전학의 핵심은 DNA 자체가 아니라 세포 밖 환경에서 오는 메시지가 유전자에 영향을 끼쳐 메틸기CH₃를 만들어내 유전자의 특정 지점에 붙이는데, 이 과정이 유전자 발현에 중요한 역할을 한다는 것입니다. 전립선암 저위험군 남성 31명이 식이요법을 철저하게 실천한 지 3달 만에 종양을 억제하는 48개의 유전자가 활성화되고, 종양을 키우는 453개의 유전자를 억제했다는 딘 오니시Dean Ornish 의학박사의 연구는, 특정 유전자의 활성화에 끼치는 습관의 중요성을 잘 보여주고 있습니다.

만성 스트레스는 후성유전학적 변이의 가장 큰 원인입니다. 육체적 스트레스, 독소로 인한 스트레스, 두려움이나 불안 같은 감정적 스트레스 등은 유전자 발현에 영향을 줄 수 있습니다. 흥미로운 사실은 우리의 생각 또한 유전자 발현에 직접적인 영향을 미친다는 점입니다.

어네스트 로시Ernest Rossi는 《유전자 발현의 정신 생물학The Psychobiology of Gene Expression》에서 "우리의 주관적인 마음 상태, 의식적으로 동기 부여된 행동, 자유의지에 대한 인식이 건강을 최적화하는 쪽으로 유전자 발현을 바꿀 수 있다"고 주장합니다. 숲에 갈 때 가장 먼저 일어나는 일이 바로 의식의 긍정적인 변화라는 점은 앞서 강조한 바 있습니다. 이러한 의식의 변화는 노화 유전자를 불활성화하고, 젊고 건강하게 해주는 유전자를 활성화합니다. 이는 숲과 노화에 관한 여러 연구를 통해 입증되었습니다.

전문가들에 따르면, 숲을 산책하는 것과 같은 가볍고 지속적인 활동으로 노화로 인한 신체 기능의 노쇠를 50%까지 늦출 수 있다고 합니다. 영자 씨처럼 매일 숲에 가서 40분 정도 산책하며 몸을 움직이는 사람의 노화 시계가 그렇지 않은 사람에 비해 두 배 느리게 흐른다는 뜻입니다. 미국에서 시행한 연구에서는 숲에서 하는 가벼운 운동이 65세 이상의 노인들에게 긍정적인 사고와 육체적 건강, 즉 심장과 폐 기능 향상, 질병 발생률 감소, 우울증 감소, 근력 강화, 골다공증 예방, 낙상 방지와 같은 긍정적인 효과가 있다고 밝혔습니다.

120세 시대를 향해 가고 있는 지금, '웰 에이징 Well-Aging'이 시대의 중요한 화두로 떠오르고 있습니다. 요양병원은 넘쳐나지만, 노년층에겐 여전히 피하고 싶은 곳입니다. 저도 죽는 그날까지 자유롭게 먹고 마시고 숲을 걷다가 어느 날 내 집에서 잠들 듯 눈을 감는 것이 소원입니다. 그렇게 하려면 무엇보다도 건강한 몸과 마음, 그리고 체력을 갖추는 것이 중요합니다. 외모, 재산, 명성, 사회적 성공 여부와 상관없이 노화는 누구에게나 찾아오는 인생의 통과의례입니다.

포레스트 코드는 우리의 의식을 젊게 하고, 유전자 발현을 자극해 원하는 순간까지 젊고 건강한 몸으로 살아갈 수 있도록 돕는 힘이 있습니다. 자주 숲에 가서 걷는 사람들은 자연스럽게 웰 에이징의 주춧돌과 같은 자연 앞에서 겸허해지는 태도를 지니게 됩니다. 수십억 년에 이르는 자연의 역사가 우리 모두 언젠가 죽는다는 필멸의 이치를 받아들이게 하는 것이죠. 그렇게 사회가 정한 기준이라는 속박에서 벗어나 진정한 자유, 높은 자존감, 다른 생명체에 대한 존중이 싹트기 시작합니다. 그리고 놀랍게도 사회의 기준이 아닌, 자연의 일부로서 자신을 바라보기 시작할 때, 젊은 시절 내 몸과 마음을 유지했던 유전자들을 재활성화할 수 있습니다.

숲은 타인에 대한 배려와 스스로에 대한 자존감, 시간에 대한 존중을 가르쳐 주어 정신적으로 성숙한, 멋진 인간으로서 늙어갈 수 있도록 이끄는 훌륭한 선생님이기도 합니다. 영자 씨처럼 누군가에게 의지하지 않고 당당하게 자신을 지키며 멋지게 나이 들고 싶다면, 오늘부터 당장 숲에 가기를 권합니다. 숲에서 사회의 거울에 비친 내가 아닌, 자연의 일부로서 자연스럽게 시간의 길을 걷고 있는 나를 만날 수 있을 겁니다.

알아두면 좋아요: 비만, 수명 감소의 원인

통계청이 발표하는 '생명표'는 특정 연령의 사람이 향후 몇 살까지 살 수 있는지를 추정한 통계자료입니다. 2022년 생명표에 따르면, 한국인의 기대수명은 전년보다 1년 줄어든 82.7세로 나타났습니다. 기대수명이 줄어든 것보다 더 큰 문제는 건강하게 살아가는 건강수명도 2020년에 비해 5.1년이나 감소했다는 사실입니다. 전문가들은 건강수명 감소의 주요 원인으로 비만을 지목합니다. 현재 한국 비만율은 32.5%로 꽤 심각한 상황입니다. 비만은 고혈압, 당뇨, 고지혈증, 협심증, 뇌졸증 같은 질환의 위험도를 높이기 때문에 웰 에이징을 하기 위해서는 반드시 해결되어야 할 문제입니다. 이와 관련해, 주기적으로 숲에 가서 걷는 것은 좋은 해결책이 될 수 있습니다. 걷기는 혈액순환을 개선하고, 유산소 운동으로 칼로리를 태우는 역할을 하며 자연스럽게 체중을 조절할 수 있게 합니다.

젊은 피부를 원한다면
텔로미어와 함께 숲으로

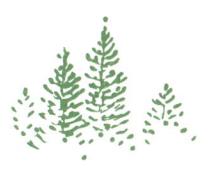

전공의 시절, 장기간 입원해 계신 어르신들을 보며 '아프면서 오래 사는 게 복이 아닐지도 모르겠다'고 생각한 적이 있습니다. 초반에는 자주 찾아오지만, 치료 기간이 길어질수록 점점 뜸해지는 가족들의 병문안 횟수를 보며, 어르신들이 외롭고 슬퍼 보여서 그랬는지도 모릅니다. 물론 인생의 황혼기가 활기차고 건강한 축복이 될 수도 있다는 것을 보여주는 어르신들도 있습니다. 폐결핵과 간암 말기라는 두 번의 고비를 넘기고 100세를 넘겨서도 의사로서 활약한 다나카 요시오田中 旨夫가 그렇습니다. 다카나 씨의《나는

101세, 현역 의사입니다》를 읽어보면 생의 마지막 순간까지 건강함을 유지하며 진료를 볼 수 있었던 비결은 특별할 게 없었습니다. 건강한 생활 습관과 식습관, 마음가짐, 건강관리 등인데, 자신에게 주어진 두 번째 인생을 끝까지 건강하게 지켜내기 위해 했던 노력이 그를 101세까지 웰에이징할 수 있게 한 원동력이었습니다.

요양병원에서 임종을 맞이하는 사람과 다나카 씨 사이에는 무슨 차이가 있는 걸까요? 노벨의학상 수상자 엘리자베스 블랙번Elizabeth Blackburn과 세계적인 건강심리학자 엘리사 에펠Elissa Epel은《늙지 않는 비밀》에서 노화 시계를 천천히 가게 하는 비밀이 텔로미어Telomere의 길이에 달려 있다고 주장합니다. 텔로미어는 염색체 끝에 붙어 있는, 일종의 보호막 역할을 하는 DNA 조각입니다. 텔로미어는 세포분열이 일어날 때마다 짧아집니다. 따라서 텔로미어가 얼마나 빨리 닳아 없어지는지를 보면 세포의 노화 속도와 수명을 파악할 수 있습니다. 텔로미어가 짧아지는 속도에 따라 어떤 사람들은 노년에도 활기 넘치고 건강하게 살아가는 반면, 또 어떤 사람들은 젊을 때부터 끊이지 않는 잔병치레와 검버섯이나 흰머리, 관절염 등의 노화 증상에 시달립니다.

반면, 텔로미어가 길게 유지되면 노화를 늦추거나 심지어 되돌릴 수도 있습니다. 생활 습관, 식습관, 정서적 태도, 운동량, 유년기의 스트레스 노출 여부, 정서적으로 지지해 줄 수 있는 인간관계 여부 등이 텔로미어 길이에 영향을 줍니다.

나이가 들면 자연스레 세포도 늙고 텔로미어의 길이도 짧아집니다. 텔로미어가 더 이상 짧아질 수 없을 만큼 닳으면 세포는 죽고, 우리 몸의 노화가 더 빨라집니다. 나이에 비해 지나치게 빨리 노화한 세포가 많아지면 병을 앓으며 살아가는 단계가 시작됩니다. 바로 '유병장수'의 길로 접어드는 것이죠. 하지만 어떤 생활 태도와 습관을 갖느냐에 따라 나이가 들어도 빛나는 동안 피부, 튼튼한 심장, 건강한 폐를 유지할 수 있습니다. 블랙번 박사는 식습관, 수면, 운동, 명상 등이 모두 텔로미어 길이에 영향을 줄 수 있지만, 그중에서도 스트레스를 어떻게 받아들이고 대처하는지가 가장 중요한 요인이라고 강조합니다.

블랙번 박사 연구팀은 이를 입증하기 위해 오랫동안 만성질환을 앓고 있는 자녀를 돌보는 어머니들을 연구했습니다. 예상대로 아이의 유병 기간이 길수록, 중증 질환을 앓고 있을수록 어머니의 텔로미어 길이도 짧았습니다. 그런데 놀랍게도 텔로미어를 길게 유지하는 어머니들은 모두 스트레스 회복 탄력성이 매우 높았습니다. 같은 스트레스 상황에서도 텔로미어가 짧아진 사람들은 위협으로 받아들여 신체적으로도 그 영향을 받지만, 텔로미어를 길게 유지하는 이들은 스트레스를 도전으로 받아들이고 긍정적으로 극복하려는 태도를 보였습니다.

그렇다면 텔로미어를 어떻게 하면 길게 유지할 수 있을까요? 블랙번 박사는 과도한 스트레스로부터 텔로미어를 보호하는 방법으로 이런 조언을 합니다. 종이에 가치 있게 여기는 것의 목록을 적어놓고 스트레스 상황에 처할 때마다 그 목록을 떠올리라고요. 이런 행동은 실제로 뇌의 보상 영역을 활성화해 스트레스 반응을 완충하고, 도전적인 마음가짐으로 스트레스에 대처할 수 있게 도와줍니다. 스트레스에 큰 의미 부여를 하지 않게 해서 자존감도 올려줍니다.

숲을 주기적으로 걷다 보면 인생을 좀 더 큰 관점에서 볼 수 있습니다. 도저히 해결할 수 없을 것만 같았던 문제로 괴로워하며 스트레스를 받았을 때, 한 시간쯤 빠른 속도로 숲을 걷다 보면 지금 처한 상황이 인생 전체에서는 아주 작은 부분에 지나지 않는다는 사실을 깨달을 때가 있습니다. 이런 경험이 쌓이면 일상에서 마주치는 크고 작은 갈등 상황에도 좀 더 큰 관점에서 그 문제를 바라보는 요령이 생깁니다.

숲은 노화에 영향을 주는 미토콘드리아Mitochondria에도 긍정적인 영향을 줍니다. 우리 몸의 모든 세포에는 약 200~300개의 미토콘드리아가 존재합니다. 미토콘드리아는 세포 내 발전소 역할을 하는데 세포의 분화, 성장, 사멸 등 다양한 생체과정에도 관여합니다. 그러나 왕성하게 활동하던 미토콘드리아가 활성산소에 밀리는 시점이 옵니다. 생명체는 세포에 활성산소가 축적되어 노화됩니다. 그리고 이는 암, 심혈관계질환, 관절염, 당뇨, 폐질환 등 퇴행성 질환 발병이라는 연쇄반응으로 이어집니다. 활성산소는 독소, 비만, 스트레스, 운동 부족 등으로 더 많이 생성됩니다. 숲을 산책할 때 생성되는 항산화물질은 이런 활성산소의 생성과 축적을 줄이는 데 도움이 됩니다. 노화 작용을 늦추는 건 두말 할 나위 없고요. 자연에서 뛰노는 아이들이 성인이 되어 만성질환을 앓을 확률이 낮은 것도 이 때문입니다.

웰에이징 시대, 긴 텔로미어와 건강한 미토콘드리아를 원한다면 주기적으로 숲속을 거닐어 보세요. 피부 건강은 텔로미어 길이를 반영한다고 하니, 빛나는 동안 피부는 덤으로 따라올 것입니다.

알아두면 좋아요: 셀룰라이트

셀룰라이트cellulite는 수분, 노폐물, 지방 등이 복부나 허벅지 같은 특정 부위에 뭉쳐 있는 것을 말합니다. 산소가 풍부한 숲속에서 피부호흡을 하면 체내의 이산화탄소와 노폐물을 원활하게 배출시켜 셀룰라이트 완화에 도움이 됩니다.

4장

.

포레스트 코드
백배 활용하는 법

포레스트 코드,
숲이 만든 치료법

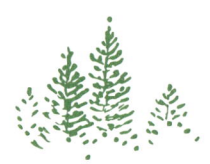

숲이 특별한 이유는, 숲의 환경이 우리가 지금 이 순간에 집중하도록 돕고, 그동안 가지고 있던 의식, 믿음, 태도를 변화시킬 기회를 제공한다는 데 있습니다.

카이로프랙틱 박사이자 신경과학·후성유전학 등 최신 과학을 이용한 질병 치료 연구 등으로 유명한 조 디스펜자 Joe Dispenza에 따르면, 오랜 시간 무의식중에 반복했던 생각이나 느낌이 굳어져 태도를 만들고, 이 태도가 지속되면 믿음, 나아가 무의식이 형성된다고 합니다. 따라서 "나는 위장이 좋지 않아", "우울해", "사람들과 관계 맺는 게 스트레스야" 같은 생각이나 감정에서 벗어나려면, 이 순간의 느낌이나 생각을 의식적으로 변화시키는 것이 중요하다고 말합니다.

이런 변화를 이룰 수 있는 최적의 장소는 바로 숲입니다. 우리는 오감을 통해 세상을 느낍니다. 숲에서 누릴 수 있는 평소와 다른 환경은 후각·시각·청각·미각·촉각을 자극해 스트레스로 무뎌진 감각을 일깨웁니다. 숲은 스트레스를 비롯한 불쾌한 감정을 해독하는 무해한 장소이기도 하지요. 동시에 폐와 뇌에 신선한 공기를 공급하여 치유 유전자를 활성화시키고, 스트레스로 지친 뇌를 안정시키는 알파파를 발생시켜 제멋대로 작동하던 자율신경계를 통제할 수 있게 합니다. 이 순간의 생각과 감정의 변화가 반복되면, 그동안 비활성화되어 있던 건강을 지키는 시냅스들이 강화됩니다. 여기서 중요한 것은 '반복'입니다. 변화된 순간의 느낌이 일회성으로 끝나게 해선 안 됩니다. 반복적으로 숲을 찾아 순간의 변화를 꾀하면, 삶을 대하는 태도가 긍정적으로 바뀝니다. 태도가 바뀌면 자신의 삶과 건강에 대한 믿음, 나아가 무의식까지 건강하게 바뀔 수 있습니다.

한때 번아웃으로 몸과 마음이 지친 적이 있었습니다. 그

때 숲을 걸으며 일종의 해방감을 느꼈고, 그 느낌이 좋아 반복해서 숲을 찾으니 삶이 조금씩 긍정적으로 바뀌기 시작했습니다. 그렇게 1년 가까이 숲을 찾아 시간을 보내며 삶을 바라보는 태도, 나아가 믿음이 건강하게 자리 잡았고, 뿌리 깊은 나무처럼 인생의 크고 작은 파고에도 흔들림 없이 단단해졌습니다. 지금도 삶의 에너지가 고갈되었다 싶으면 만사를 뒤로하고 숲에 갑니다. 숲에 갈 여력조차 없을 땐 진료실에서 '나무 명상'을 하며 숲에 가 있는 상상을 합니다(156~162쪽 참고). 신기하게도 이 작은 실천만으로 몸과 마음의 안정을 되찾는 데 큰 도움이 됩니다. 그래서 포레스트 코드가 건강, 성공, 관계 개선을 위해 몸과 마음을 아주 건강한 방식으로 변화시키는 마법과 같다고 느낍니다.

환자들에게 건강이란 무엇인지 물어보면 대부분 병이 없는 상태라고 대답합니다. 세계보건기구는 건강을 단순히 병이 없이 없는 상태가 아니라 "신체적·정신적·사회적으로 안녕한 상태"라고 정의합니다. 사회적 관계와 영적인 평안까지 포함한 넓은 개념이죠. 그런데 현실은 어떤가요? 우리는 과거보다 풍요로워졌고 의학의 눈부신 발달로 평균

수명은 100세를 넘어 120세를 향해 나아가고 있습니다. 신체적인 질병은 대부분 치료가 가능합니다. 하지만 안타깝게도 번아웃증후군, 공황장애, 우울증, 불안장애, 외상후 스트레스 장애 같은 마음의 병은 나날이 늘어나고 있습니다. 다양한 원인으로 각종 통증을 겪는 이들 덕분에 통증클리닉은 문전성시입니다. 관계 맺는 법에 서투르고 어려워하는 사람이 늘어나 사회적 관계 또한 건강하지 못합니다. 결국 우리는 과거에 비해 수명은 늘어났지만, 건강하지도 행복하지도 않아 보입니다.

포레스트 코드는 이런 상황에 처한 현대인들에게 다시 건강해지는 법을 알려줍니다. 숲에 가서 무작정 걷기만 해도 흥분한 교감신경계가 진정되어 늘 긴장 상태에 있던 몸이 이완됩니다. 나무를 보며 새소리만 듣고 있어도 스트레스 호르몬인 코르티솔 수치가 낮아지고, 혈당과 혈압이 떨어집니다. 숨을 깊게 들이마시면 폐와 기관지에 쌓인 먼지를 구석구석 씻어낼 수 있습니다. 환자들은 매일 숲에 가서 30분씩 걷기만 했는데도 고질적인 통증이 사라졌고 약을 끊게 되었다고 기뻐합니다. 어떻게 이런 변화가 일어나는 걸까요?

기능의학은 인간의 몸을 한 그루의 나무에 비유합니다. 전통 의학이 잎이나 열매 같은 나무의 부위에 문제가 생겼을 때 해당 증상만 치료하고자 애쓴다면, 기능의학은 그 반대입니다. 잎이나 열매에 증상이 나타나기 전 단계에서 줄기의 이상 징후를 살펴 뿌리를 튼튼하게 하여 병으로 진행하지 않도록 근본적인 치료를 지향합니다.

　　미국기능의학회 IFM는 모든 질병이 다음 건강의 일곱 가지 핵심 불균형에서 비롯된다고 봅니다.

- **동화작용**Assimilation: 소화, 흡수, 호흡, 장내세균과 관련된 불균형

- **방어와 복구 능력**Defense and repair: 면역, 염증, 감염과 관련된 불균형

- **에너지**Energy: 에너지 조절과 미토콘드리아 기능과 관련된 불균형

- **해독 기능**Biotransformation and elimination: 독성 물질 해독 및 배출과 관련된 불균형

- **순환**Transport: 심혈관, 림프순환 기능과 관련된 불균형

- **정보교환**Communication: 내분비, 신경전달물질, 면역전달체

와 관련된 불균형

- **구조적 유지**Structural integrity: 세포막에서부터 근골격계에
  이르는 구조적 불균형

기능의학 의사는 단순히 질병의 진단과 증상을 완화하는 약물 처방에만 집중하지 않습니다. 기능 의학은 환자의 증상이 왜 발생했는지에 대한 심층적 탐구를 위해 '기능의학 매트릭스 모델Functional Medicine Matrix Model' 차트를 활용해 유전적·환경적 요인, 악화인자, 매개 요인을 기록합니다. 또한 수면, 운동, 영양, 스트레스, 인간관계와 같은 환자의 생활 습관에도 깊은 관심을 둡니다. 이렇게 수집된 정보를 바탕으로 문제의 원인과 그 기원을 파악하고, 맞춤형 치료를 시작합니다.

따라서 기능의학은 뿌리가 지탱하고 있는 토양에 해당하는 운동, 식사, 호흡, 정신건강, 스트레스, 인간관계를 개선하는 것이 어떤 약물치료나 시술보다 중요하다고 여깁니다. 세포의 건강, 호르몬과 신경전달물질의 균형, 미토콘드리아의 건강, 면역 상태, 만성염증, 장 건강 등 나무의 기둥에 해당하는 요소들의 균형이 토양의 상태와 유기적 관

〈기능의학에서 말하는 나무로 비유한 인간의 몸〉

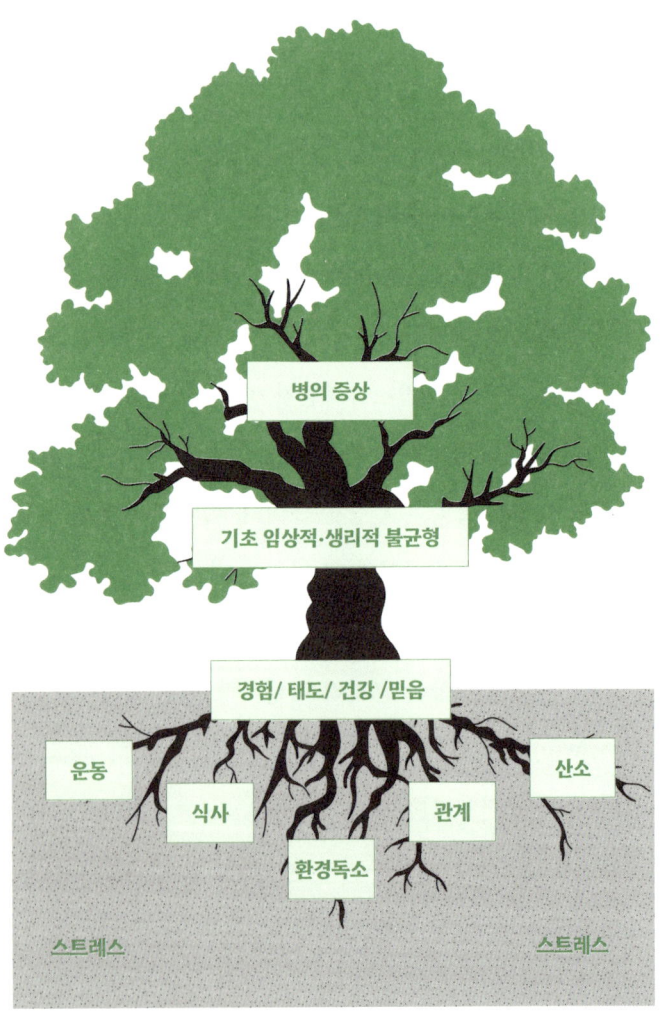

병의 증상

기초 임상적·생리적 불균형

경험/ 태도/ 건강 /믿음

운동

식사

환경독소

관계

산소

스트레스   스트레스

계로 얽혀있기 때문입니다. 이런 이유로 기능의학 의사는 환자의 식습관, 스트레스 관리, 생활습관 교정에 많은 시간을 할애합니다.

숲은 기능의학이 지향하는 전인적 치료가 실현되는 완벽한 공간입니다. 숲이 제공하는 치유 효과를 극대화하기 위해 고안된 포레스트 코드는 자연스럽게 토양의 상태를 개선해, 미국기능의학회가 만병의 근원으로 꼽은 건강의 일곱 가지 핵심 불균형을 바로잡는 데 도움을 주기 때문입니다.

숲의 치유력은 인간이 만든 그 어떤 치료법보다도 위대합니다. 인간이 만든 대부분의 치료법은 특정 질병만 치료할 수 있는 데 비해, 숲의 치유력은 포괄적이고 부작용이 없으며 누구나 무료로 제공받을 수 있다는 점에서 매우 특별합니다. 대자연이라는 위대한 의사의 치료와 더불어 올바른 식사, 깊은 호흡, 명상, 충분한 수면, 걷기 등 바른 생활습관을 실천한다면, 우리가 겪는 질병의 90%는 사라질 것입니다.

포레스트 코드는
누구에게 필요할까

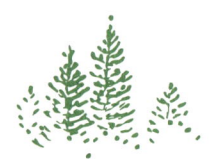

'미래 의학'으로 불리는 기능의학의 세계적인 권위자이자 의사인 마크 하이먼 Mark Hyman은 《혈당 솔루션》에서 단일 유전자 결함을 제외하고 모든 질병의 근본 원인은 다섯 가지뿐이라고 설명합니다. 잘못된 식습관, 만성적인 스트레스, 세균 감염, 중독, 그리고 알레르기입니다. 이러한 요소들이 신진대사에 영향을 주고 잠재되어 있던 유전자를 자극해 질병을 유발하며, 기능의학에서 말하는 건강의 일곱 가지 핵심 불균형을 초래한다는 것입니다.

하이먼 박사는 이러한 불균형 상태를 바로잡기 위해서

는 그 어떤 약보다도 건강한 음식, 충분한 비타민과 미네랄, 햇빛, 깨끗한 물과 공기, 양질의 수면, 규칙적인 운동, 사랑, 건강한 인간관계, 삶의 의미와 목적이 필요하다고 강조합니다. 하이먼 박사가 주장하는 기능 의학의 핵심 치료 패러다임은 '건강에 나쁜 것을 제거하고, 좋은 것을 채워 넣으면 몸이 스스로 건강을 회복한다'는 것입니다.

숲에 가는 것만으로도 우리 몸의 시스템이 균형을 찾는 원리가 바로 여기에 있습니다. 내가 원하지 않아도 숲은 햇빛, 깨끗한 물과 공기를 제공하여 양질의 수면과 운동을 할 수 있는 마음을 일으켜 병든 세포를 정화하기 때문입니다. 여기에 '포레스트 코드 6주 프로그램'(5장 참고)에서 제시하는 식사법, 명상법, 세포 호흡법, 걷기 등을 더해 집중적으로 실천하면, 그동안 나를 괴롭히던 증상과 질병이 사라질 수밖에 없습니다.

따라서 포레스트 코드는 제대로 해소되지 않은 만성 스트레스나 이혼, 임신, 퇴직, 이별 등 인생의 큰 사건을 겪고, 그로 인한 정신적·신체적 트라우마로 세포의 기능적 이상이 느껴지기 시작한 사람들에게 적극적으로 추천합니다. 앞서 1장에서 설명했듯, 크고 작은 모든 질병에는 스트레스의 영향이 있습니다.

불규칙한 식습관, 수면 부족, 사회심리적 스트레스, 트라우마, 운동 부족 혹은 과잉, 감염, 환경 독소, 방사선 노출 등 모두 스트레스 요소가 될 수 있습니다. 이러한 스트레스가 해소되지 못하고 축적되면, 알로스테시스 과부하 상태가 되어 기능의학에서 말하는 건강의 일곱 가지 핵심 불균형을 초래하게 됩니다. 이 불균형은 도미노처럼 연결되어 서로 영향을 주고받으며 건강을 위협합니다.

평소 건강에 관심이 많은 사람은 어느 한 요소의 불균형으로 몸에 이상을 느끼면, 생활 습관을 점검하고 치료에 힘써 균형을 되찾곤 합니다. 그러나 이러다 괜찮아지겠지 하는 마음으로 치료의 골든타임을 놓쳐버린다면, 일곱 가지 핵심 균형이 모두 무너져 심각한 질병으로 이어지기도 합니다.

건강한 삶의 길과 그렇지 못한 길, 둘 중 어디로 갈 것인지 선택하는 건 결국 개인의 삶의 경험과 그것을 바탕으로 한 태도와 신념입니다. 긍정적인 삶의 태도가 노화를 결정짓는 텔로미어에 어떤 영향을 끼치는지에 대해서는 3장에서 잠시 설명한 바 있습니다. 같은 스트레스 요소가 우리 몸에 어느 정도의 영향을 주는지는 그 스트레스를 받아들이는 사람의 뇌가 결정한다는 점을 다시 한번 상기하시길 바랍니다. 기능의학에서 사회심리적·영적 건강 상태를 측정하고 개선하기 위해 많은 노력을 기울이는 이유도 여기에 있습니다. 따라서 포레스트 코드는 다음과 같은 사람들에게 특히 권장합니다.

1. 건강 불균형이 지속되어 병에 걸린 사람들

- 고혈압, 당뇨, 고지혈증, 지방간 등 만성질환을 진단받았는가?
- 폐 건강이 좋지 않아 걱정인가?
- 갑상선질환 같은 대사질환으로 고생하는가?
- 만성 두드러기, 건선, 아토피로 힘든가?
- 암 진단을 받았는가?

2. 건강 불균형이 시작되어 증상을 느끼나 뚜렷한 병명을 찾지 못한 사람들

- 쉬어도 해소되지 않는 만성피로에 시달리는가?
- 원인을 알 수 없는 불면증이 지속되는가?

- 원인을 알 수 없는 이명 때문에 괴로운가?
- 이유 없이 살이 찌고 다이어트를 해도 빠지지 않는가?

3. 노화로 인한 세포 손상을 최소화하여 보다 젊고 건강하게 웰에 이징하고 싶은 사람들

- 피부가 칙칙해지고 처져 나이 들어 보이는 외모로 고민인가?
- 건망증으로 자괴감이 느껴지는가?
- 자세가 흐트러지고 근육이 감소해 걸음걸이에 변화가 나타나기 시작했는가?
- 탈모가 걱정인가?
- 갱년기 장애로 힘들어하는가?

4. 마음의 건강을 되찾고 안정감과 자존감을 느끼고 싶은 사람들

- 우울증, 불안감, 외상후 스트레스가 있는가?
- 회사에서 인간관계가 힘들게 느껴지는가?
- 자존감이 낮아 고민인가?

5. 성공과 창의성에 영감을 얻고 싶은 사람들

- 창조적인 작업을 해야 하는데 영감이 잘 떠오르지 않는가?

· 생활의 활력이 떨어지고 열정이 사라지는가?

· 삶의 의미를 찾고 싶은가?

    이 중 하나에 해당된다면 포레스트 코드를 실천해 보세요. 나를 옭아맨 스트레스에서 몸과 마음의 균형을 회복하고 삶의 본질을 되찾는 길이 열림을 실감하게 될 것입니다.

포레스트 코드는
내 몸에서 어떻게 작동할까

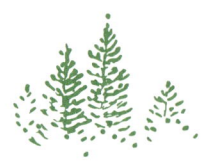

우리 몸에는 어떤 병도 스스로 고칠 수 있는 치유자가 있습니다. 그런데 이 치유자의 능력은 그 존재를 알아차리고 이를 사용하고자 노력해야 발휘됩니다. 평범한 회사원이었던 슈퍼맨이 자신이 '슈퍼파워'를 가지고 있는 것을 알아차리고 나서야 능력을 쓸 수 있게 된 것처럼 말입니다. 따라서 의식적 차원에서 이 능력을 깨닫고 사용하는 법을 익혀야 합니다. 숲은 내면의 치유자를 극대화하는 장소입니다.

조 디스펜자 박사는 《당신이 플라시보다》에서 우리가 가진 능력을 '플라세보 효과 Placebo effect'라는 관점에서 과학적으로 설명해 줍니다. 플라세보 효과는 약이나 시술의 실제 효능과 상관없이, 효과가 있다고 믿는 우리의 믿음만으로 그 효과가 생기는 현상입니다. 디스펜자 박사는 다양한 임상 연구 사례를 통해 플라세보 효과가 어떻게 단순한 자기최면을 넘어 우리 몸과 마음에 영향을 미치는지 보여 줍니다. 실제로 임상 연구에서 환자들은 가짜 약을 복용한 뒤 우울증이 호전되거나 암이 사라지기도 했습니다. 심지어 노화로 인한 생체 징후가 개선된 사례도 있었습니다.

디스펜자 역시 플라세보 효과를 직접 경험했습니다. 20대 초반 철인 3종 경기에 나갔다가 척추뼈가 6개나 부서지는 큰 사고를 당한 디스펜자는 수술을 하지 않으면 걷기 힘들 것이란 진단을 받았다고 합니다. 하지만 그는 수술 대신 하루에 두 번, 한 번에 두 시간씩 완전히 치유된 척추뼈를 떠올렸다고 합니다. 그로부터 두 달 반이 지나자 그는 완전히 회복되어 걸을 수 있었다고 합니다. 이 일을 계기로 디스펜자 박사는 회복으로 이끈 힘의 근원을 연구하고 이를 과학적으로 설명하기 위해 부단히 노력합니다. 그는 우리 몸의 자연치유력은 전두엽이 담당하는 의식의 힘을 강화함으로써 발휘된다고 보았습니다. 즉 스트레스, 질병, 끊임없이 이어지는 걱정과 불안의 고리를 끊고, 무의식중에 자리한 과거의 생활방식과 사고방식에서 벗어나 우리가 원하는 건강한 몸과 마음의 상태로 이끌어 가도록 의식을 단련해야 한다는 것입니다.

디스펜자 박사의 이론은 숲이 가진 치유력의 근원과 맞닿아 있습니다. 만성 스트레스와 병으로 인해 코르티솔 수치가 높아지고 자율신경계가 과도하게 항진된 상태가 지속되면, 해마와 뇌 변연계에 영향을 미치고 알로스테시스 과부하 상태로 이어져 질병을 초래합니다. 하지만 피톤치드, 산소, 햇볕 등 숲의 여러 치유 요소는 해마에 긍정적으로 작용해 불안을 잠재우고 코르티솔과 교감신경계를 안정시킵니다. 동시에 전두엽의 피로도를 낮춰 '생존 모드'로 있던 의식적 사고를 '창의적 모드'로 전환할 수 있는 에너지를 제공합니다. 불안과 잡념에 휘둘리던 의식을 지금 이 순간의 감각과 생각의 주인이 될 수 있도록 유도하는 것이죠.

디스펜자 박사는 우리의 경험이 신경계의 기능적·구조적 변형을 일으키는 현상을 일컫는 '신경 가소성'을 들어 이 '깨어있는 의식'의 힘을 과학적으로 증명합니다.

우리 뇌는 삶은 달걀 정도로 무르며, 전체의 약 75%가 물로 이루어져 있습니다. 뇌는 약 1천억 개의 신경세포로 연결되어 있는데, 이 신경세포들은 서로 연결된 채 떠 있는 형태로 배열되어 있습니다. 우리가 살면서 새로운 것을 배우고 경험할 때, 신경세포들은 전기화학적으로 정보를 교환하면서 '시냅스Synapse'라고 하는 새로운 연결을 만듭니다. 우리가 한 가지 생각 혹은 경험을 충분히 반복할 때, 신경세포들은 서로의 연결을 강화하고 전체 연결 수도 크게 늘립니다. 반복하지 않으면 시냅스 연결이 사라지고 기억은 지워지고요. 그래서 자주 숲에 가서 포레스트 코드를 실천하며 새로운 생각, 선택, 행동, 습관, 믿음, 경험을 반복해 시냅스 연결고리가 자동화될 때까지 강화해야 합니다.

뇌를 자주 쓰면 신경 가소성이 활성화됩니다. 새로운 것을 배우고, 새로운 방식으로 생각하기 시작하면 뇌는 자동으로 다른 순서와 패턴, 조합으로 움직입니다. 이제껏 타성에 젖어 몸에 해를 끼치던 방식에서 벗어나, 새로운 방식으로 수많은 시냅스가 활성화되는 것이죠. 뇌가 다르게 일하게 한다는 것은, 그때마다 마음가짐이 달라진다는 뜻이기도 합니다.

숲이 불러온 새로운 생각들이 새로운 선택과 행동, 경험, 감정을 이끌어내면서 결국 나의 정체성이 바뀌는 겁니다.

생각이 뇌의 언어라면, 느낌은 몸의 언어입니다. 내가 생각하고 느끼는 방식이 존재를 만듭니다. "성격이 팔자다"라는 말도 이와 무관하지 않습니다. 하지만 그 성격이란 것도 알고 보면, 내가 배우고 기억하며 살아온 경험 속에서 형성된 신경세포들의 복잡한 네트워크가 만든 결과입니다. 이런 연결은 타고난 기질, 교육, 환경 등에 영향을 받아 어린 시절에 형성됩니다. 스스로 선택할 수 없는 부분이며, 상당히 오랫동안 반복되는 상황에서 시냅스가 고착되기 때문에 더는 바꿀 수 없다고 느낄 수밖에 없습니다. 우리 몸은 익숙한 것에서 벗어난 생각과 경험에 불안을 느끼고, 이 불안이 시냅스의 연결을 방해하기 때문입니다.

하지만 신경 가소성에 의해 새로운 행동이나 감정을 의식적으로 일정 기간 반복하면 새로운 시냅스가 활성화되어 안정감을 느낄 수 있습니다. 그래서 신경 가소성을 통해 새로운 기회를 얻을 수 있다고 말하는 겁니다. 개발되지 않은 뇌의 95%를 우리가 원하는 방향으로 의식적으로 개발하기 위해 노력하고 반복한다면, 그것이 나라는 존재의 일부가 되는 것입니다. 예를 들어 의식적으로 건강, 행복, 성공을 꿈꾸고 전두엽이 그것을 상상하기 시작하면, 뇌는 실제와 상상의 차이를 알아차리지 못하고 긍정적인 면역시스템, 호르몬 균형, 교감신경계의 안정을 유도하는 새로운 시냅스를 만들어냅니다. 결국 내 안에 잠들어 있는 치유자, 슈퍼맨의 초능력을 일깨우는 것은 반복적인 의식 훈련인 셈입니다.

포레스트 코드는 내 안의 치유자를 길러내는 완벽한 인큐베이터입니다. 우리의 병들고 지친 뇌는 숲이라는 인큐베이터에서 건강을 되찾아야 할 필요가 있습니다. 이때 의식적으로 세포 곳곳에 맑은 산소를 공급하고, 뇌를 안정시키는 뇌파에 머무는 훈련을 함으로써 좀 더 효율적으로 내면의 치유자가 '컨트롤 타워'를 차지할 수 있도록 도와주는 것이 중요합니다.

〈포레스트 코드의 작동 방식〉

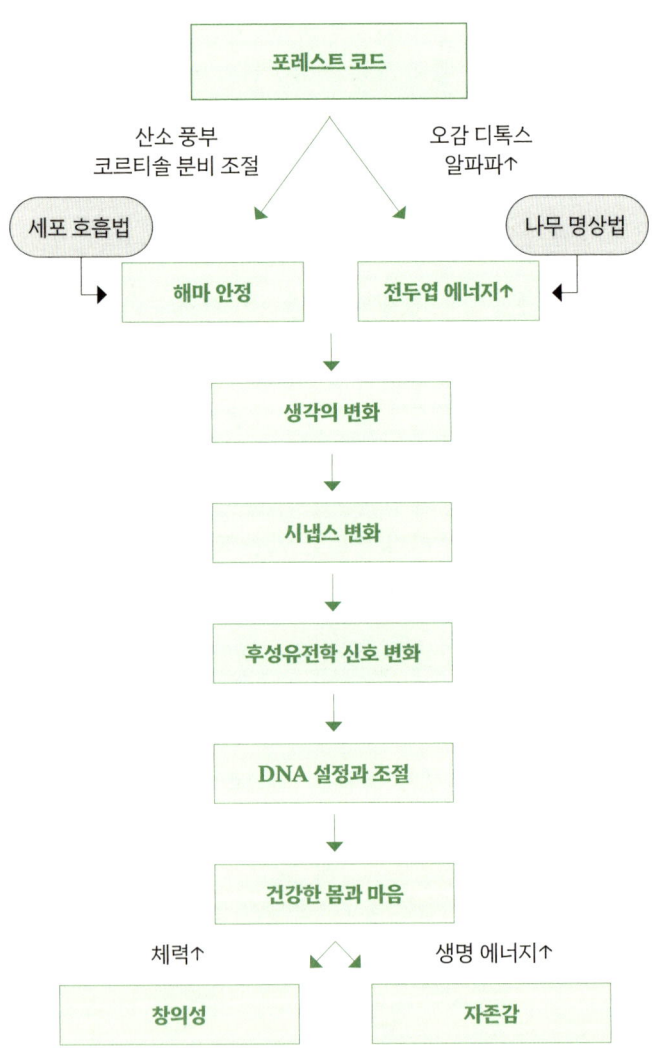

포레스트 코드

산소 풍부
코르티솔 분비 조절

오감 디톡스
알파파↑

세포 호흡법

나무 명상법

해마 안정

전두엽 에너지↑

생각의 변화

시냅스 변화

후성유전학 신호 변화

DNA 설정과 조절

건강한 몸과 마음

체력↑

생명 에너지↑

창의성

자존감

포레스트 코드 활용법,
ABCDE 법칙

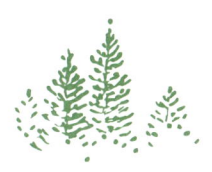

'포레스트 코드 ABCDE 법칙'은 일상에서 누구나 손쉽게 실천할 수 있는 다섯 가지 활동으로 구성되어 있습니다. 각 활동은 걷기, 숨쉬기, 바꾸기, 꿈꾸기, 행복하기입니다. 개별 영문에서 한 글자씩 따와 포레스트 코드 ABCDE 법칙이라 부르며, 다음과 같이 활용할 수 있습니다.

1단계: 걷기Walk의 A

현대인이 앓고 있는 병의 대부분은 좌식 생활에서 비롯됩니다. 따라서 걷기는 포레스트 코드의 기본이자 핵심 활용

법이나 마찬가지입니다.

우선 발에 잘 맞는 운동화를 신고 숲길을 걸으세요. 몸과 마음의 상태가 좋지 않다면 거의 매일, 여건이 되지 않는다면 최소한 매주 한 번이라도 걷기 좋은 숲길을 홀로 걷는 것을 추천합니다. 가족이나 친구 등 누군가와 함께 걸어도 좋지만, 포레스트 코드를 제대로 활용하기 위해서는 숲의 여러 치유 요소가 해마와 뇌 변연계에 휴식을 줄 수 있도록 고요한 상태가 좋습니다. 따라서 음악도 듣지 말고 새소리, 바람 소리에만 집중해 최소한 30분 이상 걷는 게 좋습니다. 그러면 머리가 맑아지고 땀이 약간 날 수도 있습니다. 이 단계에서 목적에 따라 걷기 형태를 달리해 볼 수 있습니다. 만성질환, 통증, 우울감 등을 치료하는 것이 목적이라면 맨발 걷기, 근력 향상과 자세 교정, 노화 예방 등이 목적이라면 10cm 정도 보폭을 넓혀 걷기, 창조적 영감과 면역력 향상이 목적이라면 피톤치드를 더 많이 들이마실 수 있도록 자연을 음미하며 약간 느리게 걷기를 추천합니다.

2단계: 숨쉬기Breathe의 B

현대인의 호흡은 과도한 스트레스로 인해 들숨과 날숨이

지나치게 빠르고 얕아서 결코 건강하다고 할 수 없습니다. 이런 식으로 숨 쉬는 것이 지나치면 과호흡으로 이어져 폐 기능을 저하시키고, 기도 역시 수축시켜 폐 건강에 악영향을 미칩니다. 또한 에너지 대사에도 영향을 줍니다. 코를 통해 들어온 산소는 폐포에서 모세혈관으로 전달되고 혈관을 타고 심장을 거쳐 온몸의 세포로 전달됩니다. 조직 세포는 이때 전달받은 산소를 이용해 영양소와 결합하여 에너지를 만듭니다. 따라서 대기 환경이 좋지 않거나, 호흡이 너무 얕거나 빠르면 산소가 원활하게 공급되지 못해 에너지 생산에 차질이 빚어져 궁극적으로 건강을 위협합니다.

따라서 하루에 5분만이라도 숲에 가서 숨을 천천히 들이쉬고 내쉬도록 노력해 보세요.

3단계: 바꾸기Change의 C

주기적으로 숲에 가서 포레스트 코드를 실천하면 숲이 유연한 개입으로 선택을 유도하는 '넛지Nudge' 효과를 발휘해 자연스레 생활 습관에도 변화가 생깁니다. 주로 수면 패턴부터 개선됩니다. 2023년 9월 8일자 〈이코노미스트〉는 수면 시간에 관한 국립싱가포르대학교의 연구 논문을 소개했습니다. 이에 따르면 아시아인은 미국인이나 유럽인에 비해 평균 수면 시간이 30분 짧고 수면의 질 또한 떨어진다고 합니다. 자연의 가치를 소중하게 생각하는 뉴질랜드와 핀란드, 호주가 평균 7시간으로 1등을 차지했고, 한국은 평균 6.3시간으로 34위에 그쳤습니다. 지난 100년간 수면 시간이 20% 감소했다는 미국 국립수면재단의 보고를 감안하면 수면 부족은 특정 국가만의 문제는 아닙니다. 수면 부족은 혈압과 혈당을 치솟게 해 만성질환의 원인이 됩니다. 뿐만 아니라 현저한 집중력 저하로 후천적 ADHD 발병 확률 역시 높입니다. 그런 의미에서 숲을 걷는 것은 단순한 산책에 그치지 않습니다. 우리의 삶을 변화시킬 단초를 제공하는 실천입니다. 햇빛을 받으며 숲을 걸으면 세로토닌이 분비되어 우울감이 사라지고, 밤이 되면 세로토닌이 숙면 호르몬인 멜라토닌으로 전환되어 숙면을 취할 수 있습니다. 일찍 자고 일찍 일어나게 되니 자연스레 컨디션이 개선되고, 야식을 먹지 않아 식습관도 건강하게 바뀝니다.

4단계: 꿈꾸기Dream의 D

요즘 도파민Dopamine에 대한 관심이 뜨겁습니다. 짧은 영상,

SNS, 게임, 술 등 다양한 자극이 우리의 집중력과 사고력을 빼앗고 있습니다. 하지만 인간은 스스로 깊이 생각할 때 비로소 인생의 의미를 찾을 수 있고, 꿈을 꿀 수 있습니다. 그러니 집중력을 도둑맞은 현대인들이 점점 삶의 의미를 잃고 있는 건, 어찌 보면 당연한 결과일지도 모르겠습니다. 포레스트 코드는 현대인들의 도파민 중독을 해독할 수 있는 강력한 힘을 지니고 있습니다. 습관을 바꾸면 몸과 마음의 체력이 향상되어 삶에 대한 에너지가 충전되기 시작합니다.

내가 무엇을 원하는지 곰곰이 생각해 보세요. 성공, 건강, 행복, 자존감, 부, 시험 합격, 인간관계 개선, 중요한 프로젝트의 완성 등 무엇이든 좋습니다. 바라는 것이 무엇이든 한두 개 정도 대상을 정해 그것을 이루기 위해 꾸준히 원할 필요가 있습니다. 소망에도 장기 목표에 대한 인내와 열정을 뜻하는 '그릿 Grit'이 필요합니다. 저는 번아웃을 겪었을 때 1, 2, 3단계에서 체력을 회복한 후 4단계부터 구체적인 꿈을 꾸고 원하기 시작했습니다. 작가가 되고 싶다는 것도 그중의 하나였는데, 놀랍게도 3년 만에 그 꿈을 이룰 수 있었습니다.

5단계: 행복하기bE happy의 E

포레스트 코드의 가장 큰 효과는 갇혀 있던 본능을 해방해 튼튼한 자존감을 느끼게 해 준다는 데 있을 겁니다. 이 효과는 적어도 1년 동안 매주 규칙적으로 숲을 찾아 홀로 걸었을 때 반드시 느끼게 되는 내 마음 안의 혁명입니다. 단, 목표 의식을 갖고 건강한 자아를 소망하고 구해야 얻을 수 있다는 점을 잊지 않아야 합니다. 이 단계에서는 나무 명상을 해주면 좋습니다. 진정한 행복의 비결은 자연이 가르쳐 준다는 점을 잊지 마세요.

포레스트 코드 시작 전
내 몸 상태 체크하기

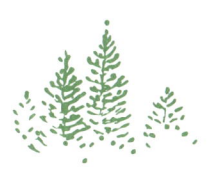

포레스트 코드 6주 프로그램을 시작하기 전에 기능의학적 설문으로 내가 어떤 상태에 있는지 점검하는 게 필요합니다. 포레스트 코드 실천 전후, 혹은 한 달 후의 점수를 비교해 보는 것도 좋은 동기 부여가 될 수 있습니다. 저는 육아 스트레스와 병원 일로 번아웃이 올 때마다 체크합니다. 그래서 좋지 않은 상태로 나타나면 숲에 가서 회복하는 시간을 보냅니다. 그 후에 다시 확인하면 점수 차이가 현저하게 납니다. 표준화된 진단 기준이 아니니 가벼운 마음으로 자가 진단해 보세요.

1. 나는 대사증후군에 얼마나 취약한가?

문항	체크
단것이 먹고 싶어 못 견딜 때 단것을 먹으면 일시적으로 기분과 활력이 충전되나 시간이 지나면 다시 에너지가 떨어지는 것을 느낀다.	
집안에 당뇨병, 고혈압, 중풍, 심근경색 같은 혈관성 질환 내력이 있다.	
식곤증이 심하다.	
항상 피곤하다.	
아침을 거르면 오후에 신경이 예민해진다.	
목이 자주 마르다.	
소금 섭취 시 나트륨으로 인해 혈압이 더 예민하게 변동된다.	
단것을 먹고 나면 심장이 두근거린다.	
허리 둘레에 살이 많다.	

2. 나는 스트레스에 얼마나 취약한가?

문항	체크
저혈압이다.	
앉았다 일어날 때 어지럼증을 느끼는 기립성저혈압이 있다.	
달거나 짠 음식을 선호한다.	

운동을 하면 쉽게 지치고 심한 피로감을 느낀다.

가슴 두근거림을 경험한 적이 있다.

알코올·카페인에 민감하다.

잠이 잘 들지 않거나 잠이 유지가 안 되는 수면장애가 있다.

종종 두통이 있다.

눈 밑에 다크서클이 심하다.

일어나는 것이 힘들다.

피곤하면 종종 신경이 날카로워진다.

커피를 마시지 않으면 하루의 시작이 어렵다.

긴장하면 손바닥에 땀이 많이 난다.

남들보다 자주 피곤함을 느낀다.

쉬어도 피로가 회복되지 않는다.

근력이 약해지는 것이 느껴진다.

아프고 난 뒤 회복 시간이 남들보다 길다.

멍이 쉽게 든다.

사소한 스트레스에도 예민하게 반응한다.

섬유근육통이 있다.

3. 나는 염증에 얼마나 취약한가?

문항	체크
아토피, 알레르기 비염, 천식 같은 알레르기성 질환이 있거나 가족력이 있다.	
장상피화생, 위축성 위염이 있다.	
화학물질에 노출된 곳에서 근무한다.	
생활이나 작업 환경의 채광 및 통풍 상태가 좋지 않다.	
감기에 자주 걸리고, 감염질환에 취약한 편이다.	
만성 습진, 성인 여드름으로 고생하고 있다.	
관절염이 있다.	
변비나 설사가 잦고, 가스가 차거나 방귀 냄새가 심하며 과민성 대장증후군이 있다.	
류머티즘, 루프스, 건선 같은 자가면역질환이 있다.	
당뇨, 고혈압, 고지혈증 같은 혈관성 질환이 있다.	
스트레스에 취약한 편이다.	
일주일에 술을 3잔 이상 마신다.	
하루에 5,000보 이하로 걷는다.	
담배를 피운다.	
술을 마시면 몸이 힘들다.	
홍조가 있고 눈이 자주 충혈된다.	

속이 쓰리고 잘 체하는 편이다.	
무좀이 있다.	
기억력이 떨어지고 감정 변화가 심하다.	
빈혈이 있다.	

4. 나의 에너지 대사는 얼마나 취약한가?

문항	체크
충분히 자는데도 피로가 사라지지 않는다.	
집중력이나 기억력에 문제가 생겼다.	
해결되기 어려운 만성 스트레스 요인이 있다.	
오랫동안 감염질환을 앓은 경험이 있다.	
운동을 좋아하지 않고, 운동 후에 심한 피로를 느낄 때가 많다.	
이전에는 괜찮았는데, 병을 앓고 난 후 혹은 큰 스트레스를 겪은 뒤에 시작된 피로감이 사라지지 않는다.	
식습관이 불규칙적이고 종종 과식을 한다.	
화학물질이나 중금속에 노출되어 있다.	
만성피로증후군이나 섬유근육통이 있다.	
화를 잘 내거나 감정 기복이 있는 편이다.	

문항	체크
수면 장애가 있다.	
식후에 단맛이 강한 디저트를 먹는 걸 선호한다.	
스트레스를 받았을 때 단 음식을 먹으면 일시적으로 기분이 안정된다.	
밀가루 음식을 선호하여 주 2회 이상 먹는다.	
다이어트를 해도 효과가 없다.	
식곤증이 있다.	
갑상선 질환이 있다.	

5. 나는 호르몬 불균형에 얼마나 취약한가?

문항	체크
근육통이 있거나 근육이 불편했던 경험이 있다.	
머리카락이 얇고 탈모가 심하며 부스스하다.	
피부에 윤기가 없고 건조해서 가려울 때도 있다.	
손발이 차고 혈액순환이 잘되지 않는 편이다.	
생리가 불규칙하고 생리 양이 지나치게 많거나 적다.	
생리통이 심하다.	
피부와 손톱이 남들보다 두꺼운 편이다.	
근육통이 있고, 운동을 해도 근육이 잘 생기지 않는 느낌이다.	

다른 사람들에 비해 추위를 잘 탄다.	
완경기증후군이 심하다.	
자고 일어나면 손발이 잘 붓는다.	
건망증이 심하고 가끔 머리가 멍하다.	
가족 중 갑상선질환을 앓은 사람이 있다.	
눈썹이 얇아지거나 바깥쪽 1/3이 빠지는 느낌이다.	
우울증과 무기력함, 불안을 경험한 적이 있다.	
성욕이 눈에 띄게 줄어들었다.	
인내심이 줄어들고 작은 일에도 짜증을 잘 낸다.	
아침에 일어나기가 힘들다.	
저녁 6시 이후부터 컨디션이 살아나면서 밤늦게까지 잠이 오지 않는다.	
최근 알레르기가 생겼거나 전보다 더 심해진 것 같다.	

6. 나는 독소에 얼마나 취약한가?

문항	체크
소변이 진하고 냄새가 심하다.	
드라이클리닝한 옷을 입는다.	
변비가 있고, 늘 아랫배가 개운하지 못하다.	

환기가 잘 안 되는 곳에서 거주하거나 일한다.	
섬유근육통이나 만성피로증후군이 있다.	
대도시나 공업지대 같은 환경 독소가 많은 곳에 살고 있다.	
아말감을 씌운 치아가 2개 이상 있다.	
커피 같은 카페인이 들어 있는 음식을 먹으면 불안, 심장 두근거림, 어지럼증, 땀 같은 반응이 나타난다.	
마늘, 양파, MSG, 방부제, 레드 와인, 치즈, 바나나, 초콜릿, 술에 대해 몸이 예민하게 반응하는 편이다.	
가솔린 냄새, 향수, 새 차 냄새, 드라이클리닝, 헤어스프레이, 세제, 담배 연기 같은 물질에 민감하게 반응하는 편이다.	
식은땀을 자주 흘린다.	
일주일에 1번 이상 참치, 연어 같은 큰 생선을 즐겨 먹는다.	
플라스틱 용기에 들어있는 물이나 정수되지 않은 물을 종종 마신다.	
집의 세균을 처리하기 위해 화학제품을 사용한다.	
정기적으로 아세트아미노펜, 이부프로펜, 위산 억제제, 피임약, 전립선약을 복용한다.	
종종 두통, 알레르기, 메스꺼움, 설사, 소화불량 같은 증상이 있다.	
최근에 집중력이 저하되고, 두통이 생겼다.	
최근에 피로감과 근육통이 생겼다.	

7. 나는 뇌 기능 불균형에 얼마나 취약한가?

문항	체크
전신 마취를 한 적이 있다.	
수은 함량이 높은 참치, 연어 같은 생선을 즐겨 먹는다.	
담배를 피운다.	
식후에 양치질을 하지 않는다.	
하루에 물을 1.5 리터 이하로 마신다.	
늘 복용하는 약 중에 뇌 기능에 영향을 미치는 신경안정제, 항우울제, 혈압약, 콜레스테롤약, 역류성 식도염 약, 항히스타민제 등이 포함되어 있다.	
변비가 있다.	
사고 등으로 인해 머리에 충격을 받은 적이 있다.	
코를 골거나 수면 무호흡증이 있다.	
만성 부비동염을 앓고 있다.	
장이 더부룩하거나 설사를 자주 한다.	
기름진 음식과 단순당이 많이 함유된 음료를 즐긴다.	
술을 자주 마신다.	

5장

·

실전!
포레스트 코드
6주 프로그램

1주 차
생각을 조각하는
나무 명상법

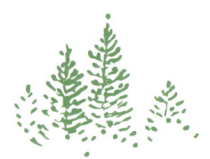

우리 몸 안에 있는 자연 치유의 힘이야말로 진정한 치료제다.

인간은 몸 안에 100명의 명의를 가지고 태어난다.

진정한 의사는 당신의 마음속에 있다.

_히포크라테스

포레스트 코드 효과를 제대로 보려면, 부정적인 감정에서 긍정적인 감정으로 뇌를 전환하는 스위치를 켜는 것이 무엇보다 중요합니다. 노스캐롤라이나대학교 캠퍼스에서 진행한 한 연구에서는 긍정적인 감정이 많이 생산될수록 내장기관에 넓게 분포된 미주신경의 긴장도가 높아지고, 이로 인해 부교감 신경과 감각 운동신경의 역할이 강화되어 자율신경계와 항상성 조절에 긍정적인 역할을 한다는 사실이 밝혀졌습니다. 일본에서 이루어진 또 다른 연구에서는, 새끼 쥐들에게 5일 동안 매일 5분씩 간지럼을 태우며 긍정적인 감정을 자극하자, 새끼 쥐들의 뇌에서 새로운 신경세포가 생성되는 현상이 관찰되었습니다.

사실 삶에 대해 부정적인 태도를 보였거나 마음의 병을 앓고 있는 사람에게 아무 이유 없이 긍정적인 생각을 하라고 하는 건 쉬운 일이 아닙니다. 그러나 부정적인 감정은 무의식적으로 우리 몸에 부정적인 시냅스를 무분별하게 연결하고, 나쁜 유전자를 활성화합니다. 따라서 지난날 무심코 품었던 부정적인 생각과 감정이 지금의 나를 만들었다는 점을 기억해야 합니다. 달리 말하면, 의식적으로 현재의 감정을 긍정적으로 바꾸는 단어를 말하고 감사한 일을 떠올리며 순간의 감정과 생각을 바꾸려 하는 것이 지금 내 상태를 바꿀 수 있는 유일한 방법입니다.

부정적인 감정과 생각에서 벗어나고 싶다면 숲의 도움을 받는 게 좋습니다. 연구에 따르면 숲의 다양한 요소가 마음의 안정을 되찾게 돕고 부정적인 감정을 억제하는 기능을 한다고 합니다. 긍정적인 생각이 항우울제보다 효과가 있다는 연구 결과도 있으니, 숲의 도움을 받아 뇌에 긍정적인 스위치가 켜지도록 노력해 보세요. 그렇게 의도적으로 노력할 때 포레스트 코드의 효과는 배가 됩니다. 우선 감사, 존경, 사랑, 행복 같은 긍정적인 단어를 떠올려 보세요. 그중 가장 마음에 와닿는 단어를 골라 명상할 때 반복해서 말해 보세요. 언어는 생각을 조각하는 힘이 있으니까요.

나무 명상법

카이스트 명상과학연구소에 따르면, 명상은 '밖으로 향하는 마음을 안으로 돌려 내면을 성찰함으로써 몸과 마음이 가지는 본래의 조화로움을 회복하게 하는 수련법'입니다.

명상 Meditation 과 의학 Medicine 의 영어 단어는 'Medi'라는 어간을 공통으로 가지고 있는데, 이는 치료한다는 뜻의 라틴어 'Mederi'에서 파생된 것입니다.

명상은 지금 이 순간의 호흡이나 신체의 감각 등 구체적인 대상을 선택해 주의를 기울여 시시각각 변하는 몸과 마음을 관찰하는 방법으로 쓸 수 있습니다.

나무 명상법은 인도의 차크라 Chakra 개념을 바탕으로 고안된 명상법입니다. 산스크리트어로 바퀴, 순환을 뜻하는 차크라는 척추를 따라 위치한 7개의 에너지 센터, 정신적 힘의 중심점을 의미합니다. 나무 명상의 핵심은 잡념을 가라앉히고, 내 몸과 마음의 상태를 관조하는 데 있습니다. 내가 숲의 일부인 나무라고 상상하고, 몸의 중심에 집중함으로써 심리학자 에리히 프롬 Erich Fromm 이 말한 '투명하고 명료한 상태'에 도달하는 것을 목표로 합니다. 특히 매일 내 안에 존재하는 나무를 관찰하다 보면 어느 순간 그 나무가 조금씩 성장하는 것을 알아차릴 수 있습니다.

고요한 장소를 찾아 가부좌를 틀고 앉습니다. 앉는 게 불편하면 서서 해도 괜찮습니다. 조용히 눈을 감고 주변의 소리에 귀를 기울입니다. 마음이 가라앉는 것이 느껴지면, 머릿속에 나무 한 그루를 그려보세요. 그리고 내가 그 나무라고 느껴보세요. 숲에 조용히 서 있는 나라는 나무가 느껴지면 명상을 시작합니다.

1 배꼽 아래에 양 손가락 끝을 대고 1분 동안 배꼽 아래 하반신이 나무의 뿌리라고 상상하는 데 집중합니다. 척추 기저부 골반 저근에 위치한 '물라다라 차크라'는 7개의 차크라 중 '근본 토대'를 뜻하며, 우리가 현실에 단단히 뿌리 내리도록 신체적·정신적 도움을 주고 하체의 중심을 단단히 합니다. '감사합니다, 사랑합니다, 존경합니다' 같은 긍정어를 조용히 읊조리며 그 감정에 빠져보세요.

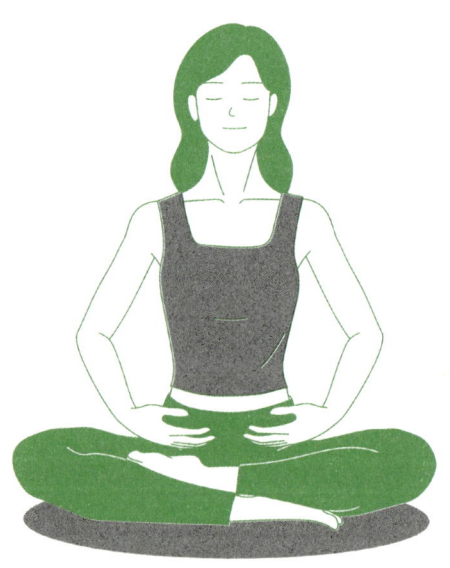

2 　나무의 둥치와 줄기에 해당하는 명치 끝부분에 양손을 갖다 댑니다. '아나하타 차크라'에 해당하는 곳으로, 가슴이 열리면서 자신을 사랑하고 더불어 상대방까지 사랑하며 이해하는 것을 의미하는 사랑 에너지장(場)입니다. 1분 동안 긍정어를 반복하며 심장에서 혈관이 뻗어나가 혈액이 순환되는 것을 상상합니다. 에너지장이 형성되도록 명치와 손끝 사이에 3~4cm 정도 틈을 둡니다.

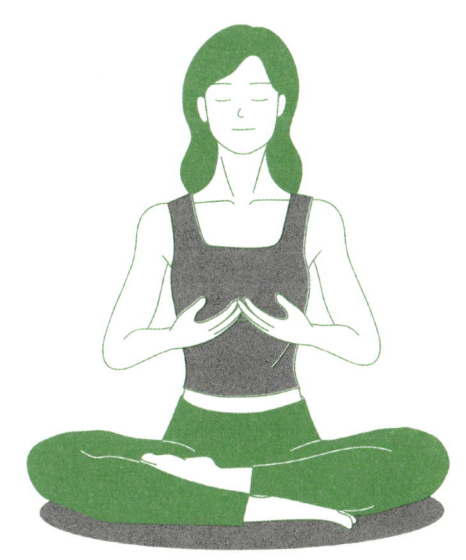

3   나무의 잎처럼 몸 전체의 대사 활동을 담당하는 갑상선이 있는 목의 정중앙을 손가락으로 가리킵니다. 이곳은 심장과 마음 사이의 다리로 일컬어지는 '비슈다 차크라'와 일치합니다. 비슈다 차크라의 균형이 잡히면 자신을 있는 그대로 표현하는 것이 두렵지 않다고 합니다. 1분 동안 긍정어를 반복하며, 에너지장이 형성되도록 양손은 목에서 3~4cm 떨어지게 둡니다.

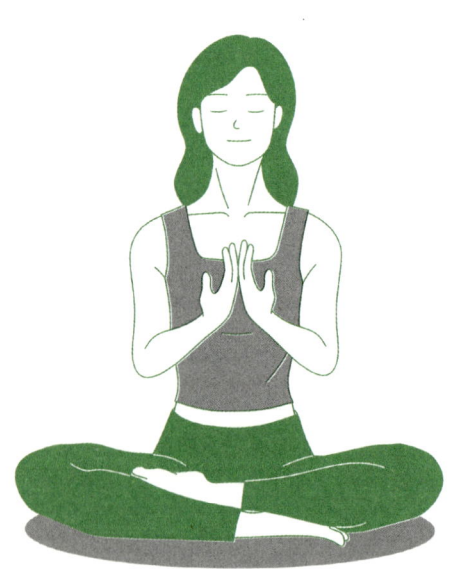

4 나무 전체의 에너지를 담당하는 미간을 양손으로 빛을 쏘듯 가리키며, 미간 너머에 있는 전두엽, 해마, 변연계, 시상하부에서 건강한 시냅스가 만들어지는 상상을 합니다. 직관과 지혜의 차크라로 알려진 '아즈나 차크라'는 '마음의 눈'으로 불립니다. 아즈나 차크라는 신체의 명령센터로 다른 차크라들과 관련된 에너지 통로를 통제합니다. 미간 차크라가 열리면 집중이 잘되고, 상상력이 풍부해지며 생기가 넘친다고 합니다. 1분 동안 긍정어를 말하며 양손은 3~4cm 거리를 둬 에너지장이 형성되도록 합니다.

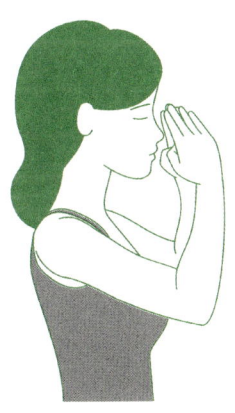

5   손을 아래로 내려 손바닥을 펴고 바람을 느끼며 나무의 주변 환경을 상상합니다. 내 옆에서 자라고 있는 나무들, 내 뿌리에 닿은 그 나무의 잔뿌리, 새소리, 풀벌레 소리, 바람 소리 등을 상상합니다. 1분 동안 내 삶의 회복과 치유를 기대하는 긍정어를 천천히 반복합니다.

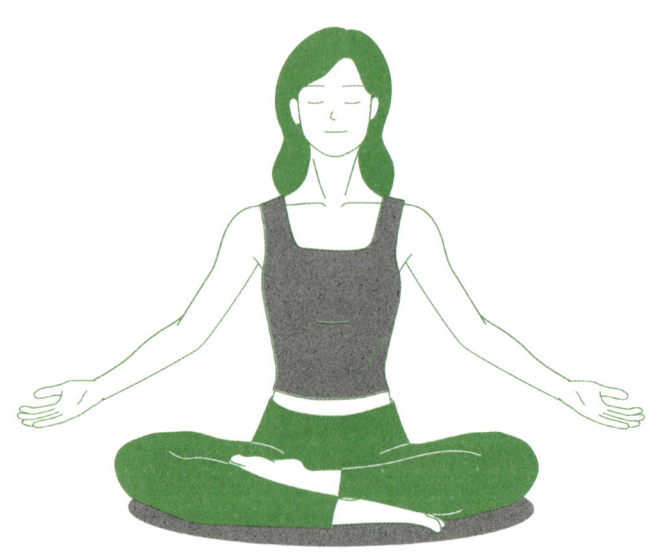

6　두 손을 머리 위로 뻗어 숲의 에너지를 느끼며 내가 바라는 나의 모습을 그려봅니다. 핵심은 내가 바라는 모습이 이미 이루어졌다고 생각하며 긍정어를 말하는 것입니다.

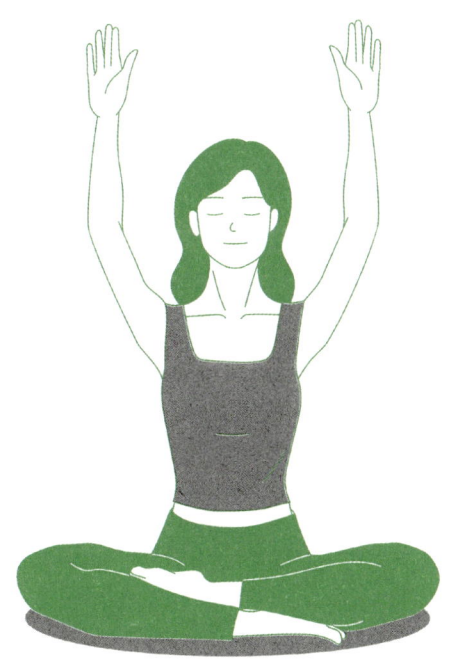

7   두 손을 맞잡고 기도해 주고 싶은 누군가의 얼굴을 떠올리며 그를 향한 깊은 공감과 사랑을 표현하는 긍정어를 되뇌입니다. 이를 1분 동안 지속하며 양손은 3~4cm 거리를 둬 에너지장이 형성되도록 합니다.

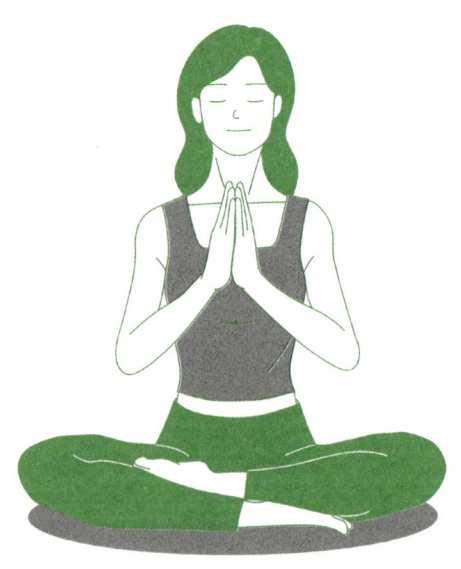

명상하는 동안 유전자는 좋은 방향으로 변화하게 됩니다. 보스턴 매사추세츠종합병원 벤슨-헨리 심신의학연구소에서는 명상이 유전자 발현에 어떤 영향을 미치는지 두 차례에 걸쳐 조사했습니다.

2008년에 진행된 첫 번째 연구에서 20명의 실험 참가자는 8주 동안 명상, 요가, 반복 기도 등 긴장을 완화하고 생리적으로 깊은 휴식 상태를 유도하는 다양한 심신 수련법을 훈련했습니다.

실험이 끝난 뒤, 초보 수련자들의 건강을 증진하는 유전자 수는 874개 상향 조정되었고, 스트레스 관련 유전자 수는 687개 하향 조정되었습니다. 또한 혈압, 심박수, 호흡수도 줄어들었습니다. 숙련된 수련자들은 보다 더 큰 변화가 관찰됐는데 2,209개의 새로운 유전자가 발현되었습니다. 실험 참가자들의 몸속에서 일어난 유전적 변화는 대부분 정신적인 만성 스트레스에 대한 우리 몸의 반응을 향상시키는 것이었습니다.

2013년에 진행된 두 번째 연구에서는 단 한 번의 명상으로 긴장을 완화하는 것만으로도 초보자, 숙련자 가릴 것 없이 동일한 유전자 발현이 관찰되었습니다. 면역 기능, 에너지 대사, 인슐린 분비 관련 유전자 수는 상향 조정되었고, 염증과 스트레스에 관여하는 유전자 수는 하향 조정된 것입니다. 한마디로 긍정적인 생각만으로도 새로운 유전자를 새로운 방식으로 활성화하여 자신을 세포 단위에서 변화시킨 것이 확인된 것입니다.

2주 차
뇌와 폐를 정화하는
세포 호흡법

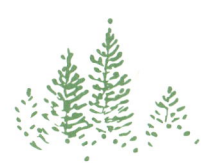

이상적인 호흡은 1분에 7.5회, 즉 들숨과 날숨을 합쳐 약 8초 동안 한 번 하는 것을 말합니다. 하지만 현대인들의 호흡은 이와 거리가 멉니다. 숨을 자주 들이마시지만 완전히 내쉬지 않는 얕은 호흡이 문제를 일으킵니다. 특히 잘 걷지 않고 오래 앉아 있어서 자세가 구부정해지고, 그로 인해 위축된 장기도 호흡에 부정적인 영향을 미칩니다. 반대로, 건강하지 못한 호흡은 역으로 자세에도 영향을 미칩니다. 특히 과호흡은 거북목, 라운드 숄더, 목 근육 과긴장, 두통 등 여러 문제로 이어집니다. 결국 호흡 때문에 몸 전체 척추의 정렬이 흐트러져 구조적 결함이 발생하고 그로 인해 호흡이 더욱 얕아지는 악순환이 생기는 것이죠. 반대로 의식적으로 건강한 호흡을 연습하면 구조적 불균형이 개선되어 자세를 교정하는 데 효과를 볼 수 있습니다.

건강한 호흡은 바른 자세뿐만 아니라 노화의 속도와 수명과도 깊은 연관이 있습니다. 인간은 30세 안팎부터 제대로 숨 쉬는 능력을 상실해 갑니다. 노화에 의해 가슴뼈가 얇아지고 모양도 변형되며 갈비뼈가 안쪽으로 붕괴하기 시작합니다. 또한 폐를 둘러싸고 있는 근섬유도 약해져 공기가 폐를 자유롭게 들락날락하기 힘들어집니다.

1980년대, 미국 메사추세츠주의 프레이밍햄 연구팀은 70년 동안 5,200명의 자료를 추적 관찰한 후 이를 20년 동안 수집하고 수치를 분석하는 대대적인 연구를 시행하였습니다. 그 결과 수명의 최대지표가 폐활량, 즉 우리가 얼마나 숨을 효율적으로 잘 쉬는지에 따라 결정된다는 결과를 발표했습니다. 호흡은 우리가 상상한 것 이상으로 중요합니다.

건강한 호흡이란 들숨으로 몸에 필요한 산소를 충분히

공급하고, 날숨으로 이산화탄소를 잘 배출하는 것입니다. 이를 위해 현대인들은 아기들이 하는 복식호흡을 의식적으로 연습할 필요가 있습니다. 이를 위해 먼저 자신의 호흡 상태부터 점검해 봐야 합니다. 애써서 크게 숨을 쉬기보다는 천천히 숨을 들이쉬고 내쉬며 어떻게 호흡하는지 관찰한 후 다음에 소개된 복식호흡법을 연습해 봅니다.

- 먼저 손을 들어 한 손은 가슴에 다른 한 손은 배에 올립니다.
- 코로 숨을 들이마실 때는 배를 풍선처럼 가득 채운다고 상상하며 부풀어 오르게 하고 내쉴 때는 입술을 조금만 열어 천천히 풍선에 바람을 뺀다고 상상합니다.
- 4초 동안 코로 숨을 들이쉬고 6초 동안 입으로 내쉽니다.

복식호흡법을 연습했다면 가슴 위의 손은 거의 움직이지 않고 배 위의 손만 움직입니다. 최대한 큰 숨을 들이마신 후 숨을 참다가 다시 숨을 내쉬는 걸 반복합니다. 들이쉴 때는 평화로운 상상을 하고 내쉴 때는 긴장을 풀고 팔다리를 축 늘어뜨려도 좋습니다. 머릿속에 잡념이 생겨도 무시하고 다시 호흡에 집중합니다. 조금 익숙해지면 숨을 연결해서 넷까지 숫자를 세면서 숨을 들이쉬고 다시 넷까지 세면서 숨을 내쉬는 연습을 합니다. 들이쉬고 내쉬고 이렇게 10번을 반복합니다. 그런 다음 눈을 감은 채로 손가락과 발가락을 움직이다가 조용히 눈을 뜹니다.

임상심리학자이자 스트레스 질환 전문가인 세라 디머스Sarah Dihmes에 따르면, 복식호흡은 몸을 이완시켜 주고 뇌에도 안정적인 신호를 전달해 신경계의 균형을 회복하게 돕는다고 합니다. 과도한 스트레스로 인한 알로스테시스 과부하를 해소하는 역할을 하는 것이죠.

복식호흡법에 익숙해졌다면 호흡에 시각적 상상을 더해 치유 시냅스를 강화하는 '세포 호흡법'을 배울 준비가 된 것입니다. 세포 호흡법은 일종의 호흡 명상법으로 조 디스펜자 박사가 척추뼈 골절로 누워 있을 때 하루에 2시간씩 2번 건강한 척추뼈를 상상하며 치유했던 경험에서 착안하여 개발한 것입니다.

저는 레이저 치료를 하느라 자주 오른쪽 어깨를 사용해서 척추와 어깨 통증이 심했습니다. 그런데 숲에 가서 건강한 척추와 어깨를 상상하며 한 달 정도 세포 호흡법을 반복했더니 통증이 사라졌습니다. 지금도 예방 차원에서 새벽마다 숲을 상상하며 세포 호흡법을 하고 있습니다. 예전에는 어깨가 구부정하다는 말을 들었는데, 의식적으로 곧고 건강한 척추를 상상한 뒤로는 자세가 바르다는 말을 자주 듣습니다.

다음 페이지부터는 세포 호흡법의 기본 자세와 함께 아픈 몸의 신체 부위를 어떻게 떠올리는지 그림과 함께 소개해드리고자 합니다.

1 　　조용한 장소를 찾아 가부좌를 틀고 앉습니다. 양손은 무릎 위에 편안하게 둡니다. 눈을 감고 코로 숨을 깊게 들이마십니다. 이때 산소가 기도를 지나 기관지, 세기관지, 폐포에 도달해 교환되는 장면을 상상합니다. 천천히 숨을 내쉽니다. 이 과정을 3번 반복합니다.

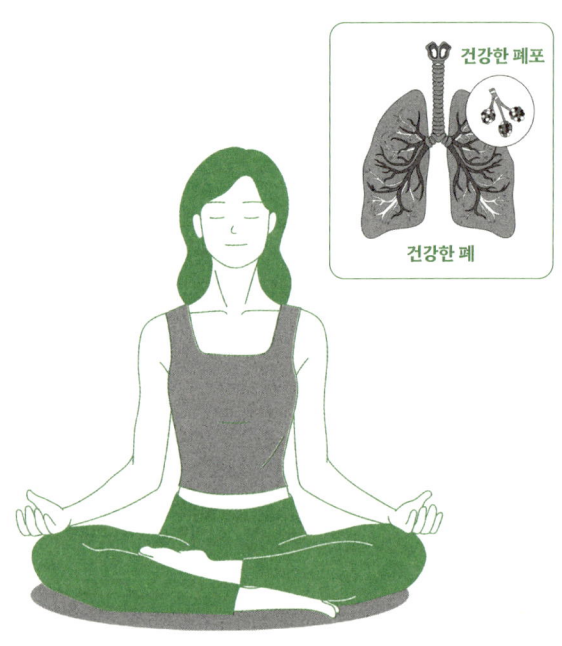

건강한 폐포

건강한 폐

2 다시 숨을 깊게 들이마시고 목등뼈에서 시작되는 척추뼈를 따라 내려가 단전에 숨을 모읍니다. 반듯하고 건강한 모양의 척추뼈를 상상하며 자세를 바르게 합니다. 이 과정을 3번 반복합니다.

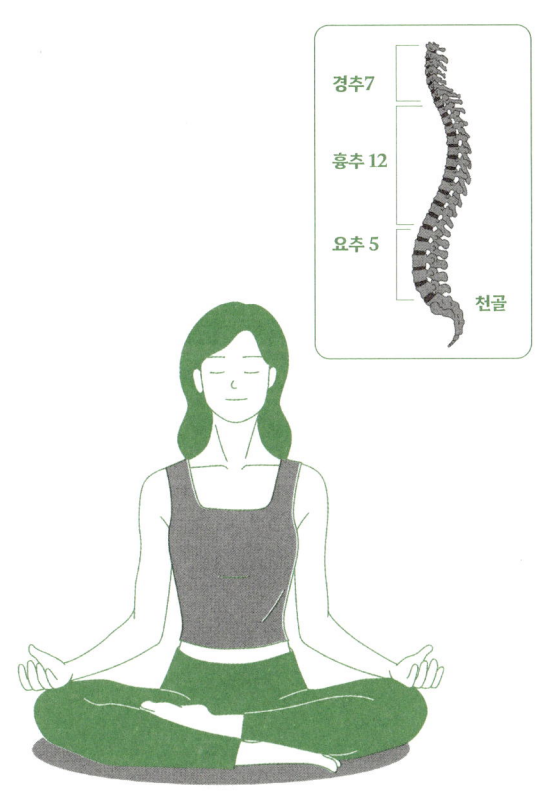

3 다시 숨을 깊게 들이마신 후 단전에 숨을 집중합니다. 내 몸에서 건강해졌으면 좋겠다고 생각하는 곳에 산소를 전달한다는 생각으로 그곳을 상상합니다. 예를 들어 뇌를 건강하게 하고 싶다면 활발하게 움직이는 뇌 신경 구조와 뇌세포를 상상하고, 위장을 건강하게 하고 싶다면 식도를 따라 내려가면 있는 위장을 상상하며 위세포 하나하나에 산소를 전달한다고 상상하면 됩니다. 이 과정을 3번 반복합니다.

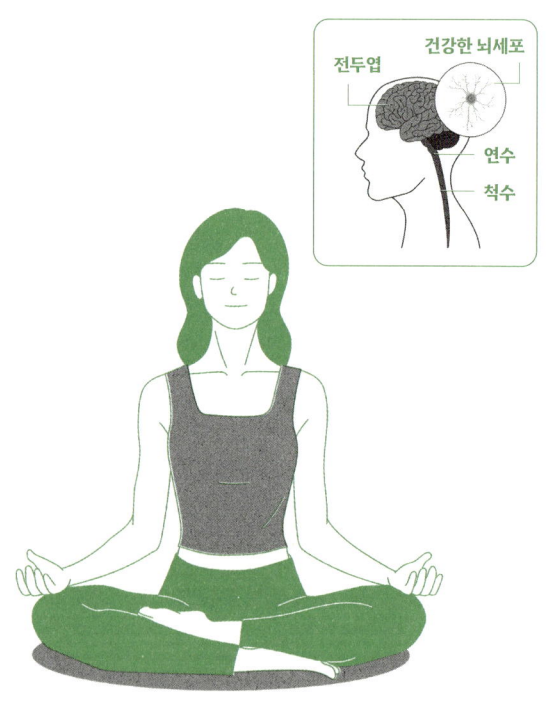

알아두면 좋아요: 과호흡증후군

호흡할 때 들이마시는 숨보다 내쉬는 숨이 적거나, 가슴이 답답하거나고 개운하지 않으면 '과호흡증후군'을 의심해 볼 수 있습니다. 과호흡은 정상 호흡에 비해 빠르고 얕은 호흡이 지속되는 것으로 이산화탄소가 과도하게 배출되면서 생기는 이상 반응입니다. 기관지나 폐 같은 호흡기에 문제가 있어 생길 수도 있지만 과도한 스트레스, 불안, 긴장된 상황의 연속 같은 심리적 요인이 과호흡을 유발하기도 합니다.

신체적인 질환이 원인이라면 원인 질환을 치료하는 것이 좋고, 스트레스 등 심리적인 문제라면 편한 자세로 앉아 몸을 조이는 옷이나 벨트 등을 느슨하게 하고, 공기가 통하도록 구멍을 뚫은 비닐이나 종이봉투에 입을 대고 숫자를 세며 3~5초에 1번 숨을 쉬는 것이 도움이 됩니다. 이런 응급처치도 중요하지만, 무엇보다 스트레스를 해소하고 호흡이 얕아지기 전에 미리 안정시켜 주는 세포 호흡법을 주기적으로 실천하는 것을 추천합니다.

3주 차
나와 자연을
하나로 이어주는 걷기법

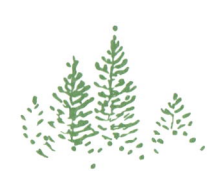

최고의 치료법은 걷기 운동이고, 최고의 약은 웃음이다.

_히포크라테스

    숲에서 걷기는 제가 가장 사랑하는 취미이자 운동입니다. 몸이 찌뿌드드하고 소화가 안 되고 우울한 느낌이 들 때도 혼자서 숲을 걷고 나면 모든 증상이 말끔히 사라지고 새로운 에너지로 채워지는 경험을 하는데, 그때마다 숲과 나의 시냅스가 강화되어 걷기는 저와 떼려야 뗄 수 없는 믿음직한 친구가 되었습니다.

'러너스 하이 Runner's high'라는 말을 들어본 적이 있으신 가요? 마라톤처럼 장거리를 달릴 때, 우리 몸에서는 자연적인 오피오이드 Opioid(마약성 진통제)가 분비되어 도취감과 행복한 기분을 느끼는데, 이를 러너스 하이라고 합니다. 마찬가지로 하이킹을 즐기는 사람들이 때때로 느끼는 최고의 만족감을 '하이커스 하이 Hiker's high'라고 합니다. 러너스 하이에 야외에서 느끼는 감각적인 요소들이 더해진 것이라고 보면 됩니다. 하이킹을 시작하고 3~4시간 정도 지나면 하이커스 하이를 느끼게 되는데, 그럴 때마다 갑자기 웃음이 참을 수 없이 터져 나오게 됩니다. 제 경험상 꼭 오래 걸어야 하이커스 하이가 찾아오는 것은 아닌 것 같습니다. 첫걸음을 내디딜 때는 오만 잡생각이 들다가도 40분 정도 걷는 데만 집중하다 보면 흙탕물이 가라앉는 것만 같은 기분이 들며 의식이 맑아지고, 나도 모르게 입가에 미소가 번집니다. 이것도 일종의 하이커스 하이를 경험하는 것이겠죠.

현대인이 앓는 질병의 상당수가 좌식 생활에서 비롯됩니다. 인류는 원래 자연 속에서 해마를 안정시키고 전두엽을 쉬게 하여 에너지를 채우고 창조적인 일을 하도록 만들어졌기 때문입니다. 실제로 걷기 운동은 우리 몸에 생길 수 있는 다양한 질환을 예방하는 효과가 있는 것으로 밝혀졌습니다. 걷기의 운동 효과를 살펴본 한 연구 결과에 따르면, 걷기는 나이가 들수록 발병률이 높아지는 심장질환, 고혈압, 제2형 당뇨병, 비만, 골다공증 등 생활습관병과 만성질환 관리에 도움이 된다고 합니다. 걷기 운동은 신체 전반을 골고루 단련시켜 노화로 인해 감소하는 근력 강화와 유연성 향상에 효과적입니다. 특히 고령자의 경우 고강도 운동보다 걷기 운동 같은 중강도 운동이 안전합니다. 하지만 부상 없이 걷기 효과를 최대한 누리려면 바른 걷기 자세를 제대로 익히고, 자신의 나이와 건강 상태, 목적에 따라 걷기 방법을 달리하는 것이 중요합니다. 지금부터 포레스트 코드의 핵심인 숲에서 걷기를 실천할 때 하면 좋은 세 가지 걷기 방법을 소개하겠습니다. 목적과 목표에 따라 활용하면 포레스트 코드의 효과를 톡톡히 볼 수 있을 겁니다.

맨발 걷기

10년째 일상생활을 맨발로 하는 맨발 마니아이면서 미국 리버티대학교 생물학 교수인 다니엘 호웰 Daniel Howell은

"신발의 가장 큰 문제는 발의 질병이 급성으로 생기는 것이 아니라 서서히 만성적으로 생기게 한다는 것이다. 그래서 관절염, 뼈의 변형, 내향성 발톱 등 시간이 흐르면서 수년간 축적되는 문제들이 생긴다"라고 설명하며, 맨발로 생활하는 것이 인간에게 더 자연스럽고 건강한 상태임을 주장했습니다.

실제로 맨발 걷기는 건강상 다양한 이점이 있습니다. 걷는 동안 척추 내 뇌척수액의 흐름이 활발해져 뇌하수체를 자극합니다. 이때 세로토닌 같은 행복 호르몬이 분비되어 기분은 물론 수면의 질이 좋아집니다. 또한 맨발로 걸으면 발 자체의 관절과 근육 기능이 활성화됩니다. 혈액순환이 좋아지면서 손상된 세포의 재생이 촉진되고, 이에 따라 면역력이 높아집니다.

또한 맨발 걷기를 하는 사람들은 웰에이징을 원하는 분들에게도 큰 도움이 됩니다. 맨발 걷기가 더 젊고 활기차 보이게 할뿐만 아니라 염증을 줄여주고 고혈압, 당뇨, 만성 호흡기 질환 등 각종 비감염성 질병의 예방에 도움을 주는 효과도 보고되고 있습니다. 자연 속에서 땅과 발을 접촉시켜며 걷는 것이 노화로부터 오는 스트레스를 완화해 주고 심신의 안정을 가져다 줄 수 있기 때문입니다.

다만, 무릎이나 발목 관절이 안 좋은 분들은 맨발로 무리하게 걸으면 오히려 관절에 과부하가 생겨 해로울 수 있으니 적당히 걷는 게 좋습니다. 또한 세균 감염의 우려가 있으니 발에 완전히 낫지 않은 상처가 있을 경우엔 신발을 신고 걷는 것을 권합니다.

보폭 10cm 넓혀 걷기

2020년 5월, KBS 다큐멘터리 〈생로병사의 비밀: 기적의 걷기〉 편에는 보폭 10cm 넓혀 걷기가 뇌에 어떤 영향을 미치는지 실험한 내용이 나옵니다. 기능적 근적외선 분광기fNIRS를 사용해 70대 피실험자의 뇌 활성도를 측정했는데, 보폭을 넓혀 걸었을 때 전전두엽이 활성화되어 뇌 혈류가 증가하며 산소포화도가 높아져 뇌에 필요한 영양소가 원활하게 전달되었습니다. 그 결과 인지 기능이 향상되고, 심리적으로도 긍정적인 효과가 나타나는 것을 확인할 수 있었습니다.

또한 보폭을 10cm 넓혀 걸으면 지면을 딛는 힘의 반작용인 지면 반발력이 커지면서 척주기립근이 발달하고 척추가 안정되는 효과가 있었습니다. 동시에 골반과 척추를 연결하는 장요근도 유연해져 골반과 척추를 바르게 세워 허리 통증이 줄어듭니다.

보폭이란 앞발의 뒤꿈치부터 뒷발의 뒤꿈치까지의 거리를 말합니다. 키×0.45, 키×0.37, 키-100 세 가지 값 중 최솟값과 최댓값의 범위를 적정 보폭 범위로 봅니다. 자신의 보폭이 이미 최댓값에 가까우면 현재 보폭을 목표 보폭으로 삼고, 최솟값에 가까우면 10cm를 더해 목표 보폭을 설정하면 됩니다.

이상적인 10cm 넓혀 걷기를 하려면, 평소 자신의 안정적인 속도보다 약간 빠른 속도로 주먹 한 개 정도가 더 들어갈 만큼 보폭을 넓혀 걸으면 됩니다. 이때 시선은 정면을 바라보고, 몸은 꼿꼿하게 세우며, 팔은 자연스럽게 흔들고, 발은 뒤꿈치, 발바닥, 앞꿈치 순서대로 디디며 걷는 것을 추천합니다.

피톤치드 샤워 명상 워킹

독일을 대표하는 시인이자 철학자인 니체는 건강이 좋지 않아 서른다섯의 나이에 교수 생활을 그만두어야 했습니다. 그후 알프스 고지대의 한 마을에 머물며 매일 혼자 숲을 걸었습니다. 숲의 광대함, 고요함, 햇빛을 사랑한 니체는 깊은 절망감과 끊이지 않는 통증을 숲을 걸으며 이겨냈습니다. 하루에 8시간 동안 자연 속에 있으면 종종 15분간의 깊은 침잠이 찾아온다고 한 니체에게 숲을 산책하는 것은 자신의 깊은 내면에 이르는 길, 한마디로 자연 속 명상을 할 수 있는 시간이었던 겁니다. 숲을 거닐며 가진 명상의 시간은 그의 위대한 창의성의 원천이 되었습니다.

숲속을 혼자 걷다 보면 잡념이 사라지고 자연스레 명상 상태에 빠져드는 순간이 찾아올 때가 있습니다. 그렇게 '나'와 '자연'이 하나가 된 듯한 몰입의 순간이 찾아오면, 니체가 말한 15분간의 참된 기쁨이 무엇인지 알게 됩니다.

나를 잊고 천천히 자연을 음미하며 걷다 보면 나무가 내뿜는 피톤치드에 흠뻑 젖을 수 있습니다. 피톤치드는 면역 기능을 활성화하는 물질로 주로 호흡기와 피부를 통해 흡수됩니다. 피톤치드는 면역력을 활성화하고 부교감신경계를 안정시켜 전두엽의 생리기능을 활성화합니다. 니체가 매일 숲을 산책하며 극심한 통증을 잊을 수 있었던 데에는 피톤치드가 큰 역할을 했음에 틀림없습니다. 피톤치드는 사계절 내내 발산되지만, 특히 봄과 여름에 가장 풍부하고 정오부터 오후 2시 사이에 가장 많이 발산됩니다.

자존감을 높이고 싶거나 우울한 기분을 떨치고 싶을 때, 또 창의적인 영감이 필요할 때 혼자 천천히 숲길을 걸으며 자연과 하나가 되려고 노력하는 것을 권합니다. 숲에서 보낸 시간은 니체가 그러했듯 내면의 평화와 활력을 안겨 줄 것입니다.

알아두면 좋아요: 바른 걷기 운동 자세

1. 걷기 전에 두 발 사이의 폭을 주먹 하나가 들어갈 정도로 벌립니다. 시선은 정면 10~15m 앞을 바라보고 몸을 꼿꼿하게 세웁니다.

2. 걸을 때는 무릎을 쭉 펴고 뒷발의 발끝으로 땅을 차듯이 합니다. 발끝은 위쪽을 향하며, 발뒤꿈치부터 착지하고, 무게 중심은 뒤꿈치 → 발 옆 날 → 새끼발가락 → 엄지발가락 쪽으로 이동하며 마지막에 바닥을 차고 나갑니다.

3. 두 주먹은 계란을 살며시 쥔 느낌으로 쥐며 빠르게 걸

을 때는 팔을 구부리고, 천천히 걸을 때는 팔을 자연스
럽게 펴서 흔듭니다.

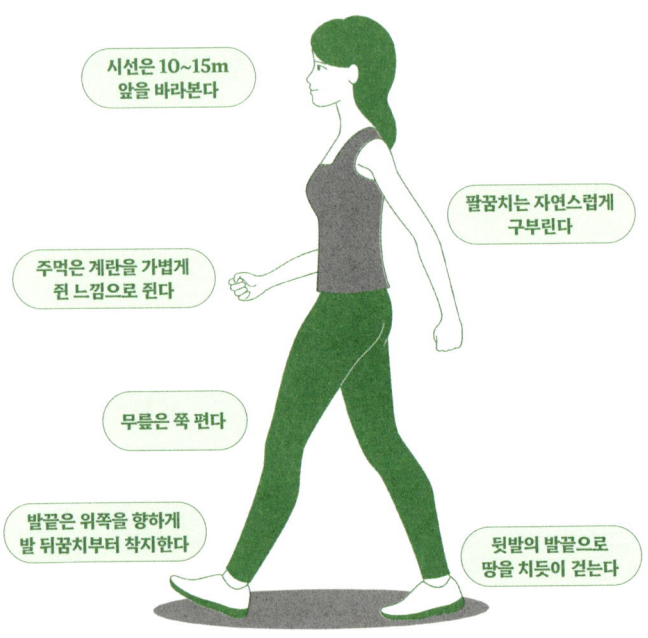

시선은 10~15m
앞을 바라본다

팔꿈치는 자연스럽게
구부린다

주먹은 계란을 가볍게
쥔 느낌으로 쥔다

무릎은 쭉 편다

발끝은 위쪽을 향하게
발 뒤꿈치부터 착지한다

뒷발의 발끝으로
땅을 치듯이 걷는다

4주차
건강의 뿌리를 살려주는
3無3有 식사법

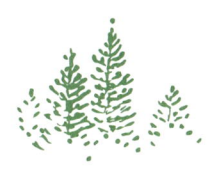

음식은 곧 약이고 약이 곧 음식이다.

우리가 먹는 것이 곧 우리의 몸이 된다.

적지도 많지도 않은 적당한 음식과 운동은

건강을 위한 가장 훌륭한 처방이다.

_히포크라테스

건강의 뿌리를 살려주는 것은 병을 예방하고 치료하는 데 중요합니다. 이를 위해서는 3無, 3有 식사법을 추천합니다. 만성염증, 호르몬 불균형, 뇌 기능 불균형, 당 독소, 산화

독소, 대사기능 이상 등은 뿌리의 상태를 반영하는 지표입니다. 기능의학에서는 좋은 음식을 먹는 것보다 해로운 음식 한 가지를 끊는 것이 더 중요하다고 강조합니다. 뿌리를 살리기 위해 끊어야 할 3無는 다음과 같습니다.

1. 당

스트레스 호르몬인 코르티솔이 과도하게 분비되면 교감신경이 항진되고, 인슐린이 제 기능을 못하는 인슐린 저항성이 생깁니다. 인슐린은 음식을 먹으면 췌장에서 분비되고, 세포의 문을 열어 포도당이 세포 안으로 들어가 에너지로 쓰이게 하며, 혈당을 일정하게 유지시키는 중요한 역할을 합니다. 이런 인슐린에 저항성이 생기면 세포들이 인슐린의 말을 잘 듣지 않는 상태가 되어 당뇨나 고지혈증, 지방간이 생길 수 있습니다.

흔히 당이라고 하면 설탕이 많이 든 케이크, 사탕, 초콜릿만 떠올리지만, 우리가 자주 먹는 흰쌀, 빵, 떡, 면 같은 정제 탄수화물도 혈당을 단시간에 급격히 올려 인슐린 저항성을 높이는 혈당 스파이크 음식입니다. 특히 차가운 탄산음료나 아이스크림은 설탕이 많이 들어 있어도 단맛이 덜 느껴져 당 폭탄이라고 생각해도 무방합니다.

인슐린 저항성이 있는 사람들은 당이 효율적으로 쓰이지 못해 만성 염증과 피로에 시달리고, 에너지를 얻기 위해 당이 높은 달콤한 음식을 갈망하는 악순환이 반복됩니다. 혈당을 올리는 음식을 자주 먹으면 내장지방이 쌓여 뱃살의 원흉이 되니 당 섭취에 주의를 기울여야 합니다. 단, 유익균의 먹이가 되는 저항성 전분에 해당하는 잡곡, 콩, 현미 같은 통곡물은 오히려 인슐린 저항성을 예방할 수 있는 음식입니다.

2. 최종당화산물AGEs

고기를 숯불에 구워 먹거나 양파를 노릇노릇하게 익혀 먹는 걸 좋아하는 분이 많을 겁니다. 그런데 안타깝게도 탄수화물이 단백질과 만나 결합하는 당화 반응glycation의 결과로 생성되는 최종당화산물은 만성염증의 원인이 됩니다. 최종당화산물은 근육이나 뼈를 손상시키고, 호르몬 불균형을 일으킵니다. 당연하게도 인슐린 저항성을 악화시켜 대사증후군의 위험을 높이기도 합니다. 고혈압, 고지혈증, 당뇨, 피부 주름, 치매, 관절염, 골다공증 등 각종 노화 관련

질환의 원인이 되기도 합니다. 최종당화산물은 조리법에 따라 크게 좌우되는데, 고온건조 조리 과정에서 특히 많이 생성됩니다. 따라서 굽기와 에어프라이어·전자레인지 사용은 가급적 피하고 삶기, 데치기, 찌기, 생으로 먹기 등의 방법으로 조리하는 것이 좋습니다.

3. 나쁜 지방

지방에도 좋은 지방과 나쁜 지방이 있다는 사실을 알고 계신가요? 주로 붉은 육류에 많이 들어 있는 포화지방은 많이 먹으면 내장지방의 원인이 되며 인슐린 저항성 또한 높입니다. 트랜스지방 역시 요즘은 규제 덕분에 눈에 띄게 사용이 줄었지만, 반드시 피해야 할 나쁜 지방입니다. 반면, 유익한 지방도 있습니다. 올리브유, 오메가3가 풍부한 들기름은 오히려 염증으로부터 혈관을 보호하는 역할을 하니 적당히 섭취하면 건강에 도움이 됩니다.

　뿌리를 살리기 위해 반드시 채워야 할 3有 음식은 다음과 같습니다. 건강을 위해 끊은 3無의 자리를 이 음식들로 더하면 더욱 좋습니다.

1. 채소

우리 몸 면역세포의 70~80%는 어디에 있을까요? 음식을 먹으면 반드시 통과하는 통로, 입에서 항문까지 이어지는 소화기관입니다. 음식이 계속 지나다니는 곳이기에 몸 안에 있지만, 몸 밖에 있는 것이나 다름없는 곳이라 나쁜 물질이나 세균이 내부로 침투하지 못하도록 면역세포들이 주둔해 있는 것은 당연한 일이겠지요.

장에는 마이크로바이옴 Microbiome이라고 하는 장내 미생물이 공생하며 면역세포들을 도와 외부의 적을 물리칩니다. 유산균과 같은 유익균이 많으면 장의 면역 체계가 유지되지만, 유해균이 많아지면 촘촘하던 장 면역세포가 느슨해져 유해 물질을 제대로 걸러내지 못하고 만성염증을 일으키는 '장누수증후군'이 생깁니다.

장 누수가 생기면 장내 감염은 물론 과민성대장증후군, 간 기능 이상, 크론병, 궤양성대장염부터 여드름, 알레르기 질환, 아토피피부염, 습진, 두드러기, 피부 묘기증, 건선 등 장과 관련 없어 보이는 질환 역시 생깁니다. 실제로 만성 두드러기나 건선으로 오는 분을 문진하다 보면 소화불량이나 변비 등을 호소하는 경우가 의외로 많습니다.

또한 장은 장 신경 시스템이라는 신경세포 네트워크로 뇌와 긴밀하게 연결되어 있습니다. 신경을 많이 쓰면 소화가 잘되지 않고 먹은 게 얹혀 고생한 경험이 누구나 있을 겁니다. 장과 뇌가 소통한다는 증거인 셈이죠. 장에서는 행복 호르몬인 세로토닌의 85~95%가 만들어지기 때문에 장 건강이 좋지 않으면 우울감을 쉽게 느끼게 됩니다.

마이크로바이옴의 건강 상태는 식습관에 크게 영향을 받습니다. 유해균은 설탕과 같은 단순당, 밀가루, 흰쌀밥 등 정제된 전분류, 가공식품, 패스트푸드 등을 먹고 자라며, 유익균은 섬유질을 먹으며 자랍니다. 채소 먹기를 생활화해야 하는 이유가 여기에 있습니다. 유산균을 아무리 먹어봤자 유익균의 먹이가 되는 섬유질이 부족하면 아무 소용이 없습니다. 또한 섬유질은 장 속 노폐물을 몸 밖으로 빠르게 배출하는 역할도 하기 때문에 각종 질병을 예방하는 데도 도움이 됩니다.

2. 필수 비타민, 무기질, 프로바이오틱스

스트레스와 좋지 못한 식습관은 활성산소를 발생시켜 노화의 원인이 됩니다. 다행히 우리 몸은 SOD, CAT, GST

등의 항산화 효소를 스스로 만들어내고 DNA, 세포막, 세포질, 혈관 등에 쌓인 염증을 찾아내 제거합니다. 문제는 나이가 들수록 체내 항산화 효소가 감소한다는 것입니다. 이때 도움이 되는 것이 비타민, 미네랄, 코엔자임큐텐 등의 항산화 물질입니다. 비타민과 미네랄은 신선한 채소와 과일, 견과류 등에 풍부합니다. 장내 면역력을 지켜주는 프로바이오틱스(유산균) 역시 함께 챙겨 먹으면 좋습니다.

3. 양질의 단백질

인슐린 저항성과 만성염증을 개선하려면 좋지 않은 탄수화물과 나쁜 지방 섭취를 줄이고 양질의 단백질을 중심으로 채소와 저항성 전분을 섭취하는 것을 기본 식단으로 삼는 것이 좋습니다. 단백질은 호르몬의 주요 성분이자 대사 활동의 필수 요소인 근육을 만드는 데 필요합니다. 특히 나이가 들수록 근육량이 현저히 줄어들어 자세와 체형, 걸음걸이에도 영향을 미치기 때문에 매일 조금씩 양질의 단백질을 중심으로 한 식사를 해야 합니다.

지방질이 많은 육류보다는 닭가슴살, 목살, 달걀을 찌거나 삶아 먹는 것을 추천합니다. 소화 효소가 풍부한 매실,

키위, 파인애플, 무즙을 곁들여 먹으면 소화도 원활해지니 참고하면 좋겠습니다.

알아두면 좋아요: 식습관 점검

환자들이 건강을 회복하는 과정에서 의사들이 해야 하는 가장 중요한 일 중 하나는 식습관을 살펴보고 무엇을 줄여야 하고 무엇을 더해야 하는지 파악하는 것입니다. 식습관이 이토록 중요한 이유는 우리가 음식에서 에너지를 얻기 때문입니다. 먹어야 할 것과 먹지 말아야 할 것을 알아보기 전에 식습관부터 점검해 보아야 합니다.

1. 하루에 채소를 얼마나 자주 먹나요? (종이컵 1컵 기준)

    ① 안 먹는다. ② 1컵 ③ 2컵 ④ 3컵

2. 하루에 얼마나 다양한 종류의 채소를 먹나요?

    ① 안 먹는다. ② 1가지 ③ 2가지 ④ 3가지

3. 무엇을 주식으로 먹나요?

① 밀가루(국수, 빵) ② 흰쌀 ③ 흰쌀+잡곡 ④ 현미 같은 통곡물

4. 일주일에 양질의 단백질(생선, 지방이 많지 않은 육류 등)을 몇 번 먹나요?

① 안 먹는다. ② 1~2번 ③ 3~4번 ④ 거의 매일

5. 하루에 과일은 어느 정도 먹나요?

① 안 먹는다. ② 1컵 ③ 2컵 ④ 3컵 이상

6. 매일 유산균과 오메가 3, 비타민 D를 몇 가지나 챙겨 먹나요?

① 안 먹는다. ② 1 가지 ③ 2 가지 ④ 전부 다

7. 일주일에 패스트푸드를 몇 번 먹나요?

① 안 먹는다. ② 1~2번 ③ 3~4번 ④ 거의 매일

8. 일주일에 외식이나 배달 음식은 몇 번 먹나요?

① 안 먹는다. ② 1~2번 ③ 3~4번 ④거의 매일

9. 일주일에 탄산음료 포함 음료수는 몇 번 먹나요?

① 안 먹는다. ② 1~2번 ③ 3~4번 ④ 거의 매일

10. 일주일에 떡, 케이크, 빵, 아이스크림, 초콜릿 같은 디
저트는 몇 번 먹나요?

① 안 먹는다. ② 1~2번 ③ 3~4번 ④ 거의 매일

5주 차
삶의 질이 달라지는
호르몬 수면법

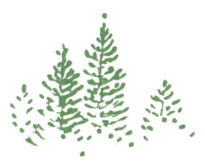

하루 7시간의 수면은 건강한 몸과 마음을 유지하는 데 필수입니다. 그런데 생각보다 많은 사람이 불면증을 겪습니다. 누구나 아침에 맑은 정신으로 일어나는 게 어렵거나, 피곤하지만 밤늦게까지 잠을 이루지 못한 경험이 수 번은 있었을 겁니다.

우리 뇌의 시상하부에는 시교차상핵이라는 쌀알처럼 작은 부위가 있는데, 체내의 시계 역할을 담당합니다. 이 시계는 우리가 언제 일어나고 잠자리에 들어야 하는지, 언제 배가 고파야 할지 등을 결정합니다. 양질의 수면으로 충분한 에너지를 얻으려면 이 시계를 잘 맞춰야 합니다. 시신경을 통해 들어오는 빛으로 시교차상핵은 적절한 밤낮의 주기에 맞춰집니다. 따라서 수면에 문제가 있다면 낮 동안 햇볕을 쬐며 걷는 것이 시계를 맞추는 데 도움이 됩니다.

시교차상핵의 가장 큰 역할은 멜라토닌 합성 조절입니다. 망막, 시신경을 거쳐 들어온 빛을 감지하여 멜라토닌과 세로토닌이 합성되는 장소인 송과체로 전달하고, 이 빛 신호를 받은 송과체에서는 멜라토닌 합성 효소의 활성을 조절함으로써 낮에는 멜라토닌을 합성하지 않고, 밤에는 멜라토닌 합성을 촉진합니다.

세로토닌과 멜라토닌은 모두 아미노산의 일종인 트립토판tryptophan에서 만들어집니다. 낮에 햇볕을 듬뿍 받으며 숲속을 걸으면 비타민 D가 흡수되어 트립토판이 세로토닌으로 전환됩니다. 이 세로토닌은 밤에 멜라토닌으로 전환되어 숙면에 도움을 줍니다. 따라서 햇볕을 쬐며 숲속을 산책하는 것은 기분을 좋게 할 뿐 아니라 잠도 푹 자게 해줍니다.

햇볕 쬐기를 통한 숙면 호르몬 활성화와 더불어 다음과 같은 세 가지 수면 전략도 꾸준히 실천하면 좋습니다. 불면증으로 고민하는 환자들에게 포레스트 코드를 권했는데, 많은 분이 한 달 정도 실천하더니 수면의 질이 많이 개선되었다고 했습니다.

첫 번째 전략: 수면 환경 점검하기

· 잠들기 최소 한 시간 전 디지털 디톡스를 실천하자

화면에서 나오는 청색광은 멜라토닌을 억제할 수 있습니다. 수면 연구자 찰스 체이슬러Charles Czeisler의 연구팀은 잠들기 전에 전자책 단말기로 책을 읽은 사람들이 종이책을 읽은 사람들에 비해 멜라토닌을 약 50%나 덜 분비한다는 사실을 밝혀냈습니다.

· 오감 디톡스를 실천하자

숙면을 위해서는 낮 동안 여러 감각 자극에 지친 뇌를 휴식 모드로 전환해야 합니다. 이를 위해 주변 소음을 차단하고 암막 커튼을 쳐서 빛을 차단하는 것이 좋습니다. 또한 잠들기 3시간 전까지 식사를 마쳐 잠자는 동안 몸의 에너지가 소화하는 데 소모되지 않도록 하는 게 좋습니다. 술이나 담배 역시 피해야 합니다.

· 수면을 방해할 만한 몸 상태인지 점검하자

잠을 이루기 힘들게 하거나 숙면을 방해하는 가려움증
이나 통증 같은 증상이 있다면, 사전에 몸 상태를 점검해
약을 복용하는 등 조치를 취하는 게 좋습니다. 또한 수면
무호흡증이나 코골이가 있다면 반드시 의사와 상담하여
치료받는 걸 추천합니다.

두 번째 전략: 잠자리 습관 만들기

우리 몸에는 생체시계가 존재합니다. 따라서 규칙적인 취
침과 기상은 생체리듬을 건강하게 유지하는 방법 중 하나
입니다. 잠자리에 들기 전 나만의 수면 루틴을 만드는 것도
숙면으로 이어지는 방법입니다. 저는 잠자리에 들기 전에
수면 등만 켜고 딸에게 책을 읽어주는 잠자리 루틴을 5년
동안 매일 반복했습니다. 덕분에 이젠 저녁에 책을 보기만
해도 하품을 합니다.

세 번째 전략: 항진된 교감신경 진정시키기

코르티솔은 아침에 깨어날 때 가장 수치가 높다가 잠자리
에 들기 전까지 낮아지는 것이 에너지 활성화 면에서 가장

좋습니다. 그러나 끊임없는 스트레스와 불안에 시달리는 현대인들은 코르티솔 수치가 늘 높은 상태로 유지되기 때문에 녹초가 될 정도로 피곤한데도 잠은 오지 않는 불면증에 시달립니다. 저녁이 되었는데도 정신이 맑은 상태라면, 명상을 해서 교감신경을 진정시키고 부교감신경이 잘 움직일 수 있도록 도와주어야 합니다. 앞서 소개한 세포 호흡법이나 나무 명상법을 통해 스트레스를 완화하는 것도 좋은 방법입니다.

알아두면 좋아요: PSQI 수면장애 척도

수면장애는 양적·질적으로 적정 수면을 취하는 데 문제가 있는 상태를 말하며, 불면장애가 가장 흔합니다. 불면장애는 다시 잠들기가 어려운 '수면 개시 장애'와 잠든 후 자주 깨거나 다시 잠들기 어려운 '수면 유지 장애'로 분류됩니다.

수면 시간은 개인차가 커서 7시간을 잤느냐 못 잤느냐 같은 단순한 수치만으로는 수면의 질을 판단하기 어렵습니다. 수면의 질을 평가할 때 가장 보편적으로 사용하는 척도는 PSQI Pittsburgh Slepp Quality Index입니다. 1988년 미국 피츠버그대학교 연구팀이 개발한 것으로 지난 한 달 동안 의 수면의 양과 깊이, 평안감 등 수면의 질에 대한 주관적 인 평가가 가능합니다. 주관적인 수면의 질, 수면 잠복기, 수면 시간, 수면 효율, 수면 방해 요인, 수면제 사용 여부, 주간 기능장애 등 7개 항목을 0~3점으로 평가해 총점으로 수면의 질을 판단합니다.

〈PSQI 척도〉

1. 지난 한 달 동안 잠자리에 든 시간은?

2. 지난 한 달 동안 아침 기상 시간은?

3. 지난 한 달 동안 누워서 잠이 들 때까지 걸린 시간은?

4. 지난 한 달 동안 낮잠을 제외한 수면 시간은?

5. 지난 한 달 동안 잠드는 데 어려움이 있었다면, 그 빈

도는?

5-1) 30분 이내에 잠들지 못했다.

　① 없었다. ② 주 1회 미만 ③ 주 1~2회 ④ 주 3회 이상

5-2) 한밤중이나 아침 일찍 깬다.

　① 없었다. ② 주 1회 미만 ③ 주 1~2회 ④ 주 3회 이상

5-3) 화장실에 가려고 자다가 일어난다.

　① 없었다. ② 주 1회 미만 ③ 주 1~2회 ④ 주 3회 이상

5-4) 숨을 편히 쉬지 못한다.

　① 없었다. ② 주 1회 미만 ③ 주 1~2회 ④ 주 3회 이상

5-5) 크게 코를 골거나 기침을 한다.

　① 없었다. ② 주 1회 미만 ③ 주 1~2회 ④ 주 3회 이상

5-6) 오한을 심하게 느낀다.

　① 없었다. ② 주 1회 미만 ③ 주 1~2회 ④ 주 3회 이상

5-7) 열감을 심하게 느낀다.

　　① 없었다. ② 주 1회 미만 ③ 주 1~2회 ④ 주 3회 이상

5-8) 악몽을 꾼다.

　　① 없었다. ② 주 1회 미만 ③ 주 1~2회 ④ 주 3회 이상

5-9) 통증이 있다.

　　① 없었다. ② 주 1회 미만 ③ 주 1~2회 ④ 주 3회 이상

5-10) 앞서 나온 이유로 얼마나 자주 잠드는 데 문제가 있

　　었나요?

　　① 없었다. ② 주 1회 미만 ③ 주 1~2회 ④ 주 3회 이상

6. 지난 한 달 동안 잠이 들기 위해 수면제를 복용했다면,

그 횟수는?

　　① 복용하지 않았다. ② 주 1회 미만 ③ 주 1~2회 ④ 주

3회 이상

7. 지난 한 달 동안 운전 중이나 식사를 하는 등 잘 시간이

아닌 때 사회 활동을 하며 깨어 있는 상태를 유지하는
데 얼마나 자주 문제가 있었나요?

① 없었다. ② 주 1회 미만 ③ 주 1~2회 ④ 주 3회 이상

8. 지난 한 달 동안 일을 하는 데 의욕이 생기지 않아 문제
가 있었나요?

① 전혀 없었다. ② 조금 있었다. ③ 많이 있었다. ④ 심
각하게 있었다.

9. 동거인 또는 같은 방에서 자는 사람이 있습니까?

① 없다. ② 각 방을 쓴다. ③ 한 방에 있지만 별도의 침대
를 쓴다. ④ 같은 침대를 쓴다.

10. 지난 한 달 동안 수면의 질을 전반적으로 평가하자면?

① 아주 좋다. ② 대체로 좋다. ③ 대체로 나쁘다. ④ 아
주 나쁘다.

〈점수 매기는 법〉

	0점	1점	2점	3점
3번 항목	0~15분	16~30분	31~60분	60분 이상
4번 항목	7시간 이상	6~7시간	5~6시간	5시간 미만
5, 6, 7번 항목	①	②	③	④
8번 항목	①	②	③	④
10번 항목	①	②	③	④

· 0~4점: 수면장애가 없는 상태입니다.

· 5~10점: 숙면을 취하지 못하는 상태입니다. 수면을 방해하는 요소 또는 요인을 파악하고 개선해야 합니다.

· 11~21점: 적극적으로 수면장애 개선에 나서야 하는 상태입니다. 이런 상황이 계속되면 일상생활은 물론 건강에도 악영향을 끼칩니다.

6주 차
행복의 비밀,
포레스트 코드 십계명

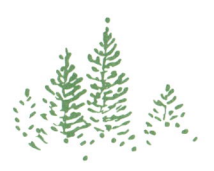

지나친 모든 것은 자연을 거스르는 행위이다.

_히포크라테스

    포레스트 코드를 제대로 실천하려면 긍정적이고 안정적인 마음가짐이 무엇보다 중요합니다. 포레스트 코드 정신은 소박하고 여유로운 삶에서 행복을 찾는 '휘게Hygge' 철학과 상당 부분 맞닿아 있습니다. 매일 읽고 실천할 수 있는 '포레스트 코드 십계명'을 활용해 행복한 삶을 위한 습관을 만들어 보길 바랍니다.

1. 감사한 마음을 지니자

감사함에 관해 연구하는 캘리포니아대학교 심리학 교수 로버트 A. 이먼스Robert A.Emmons는 감사하는 마음을 가지고 있는 사람들은 그렇지 않은 사람들보다 더 행복할 뿐만 아니라, 남을 기꺼이 돕고자 하는 마음도 더 크며 덜 물질주의적이라고 했습니다.

감사한 마음이나 행동은 거창할 필요가 없습니다. 저는 매일 새벽에 감사 일기장에 그 순간 떠오르는 감사한 것들을 적으며 하루를 시작합니다. 미세먼지 없는 날씨, 가족과 나의 건강함, 맛있는 모닝커피 등 작지만 소중한 것을 쓰다 보면 저절로 미소가 지어집니다. 그리고 자연스럽게 기분 좋은 하루를 보내게 됩니다.

2. 겸손한 마음을 지니자

"너 자신을 알라"라는 소크라테스의 말은 자신의 무지함을 깨달으라는 의미라고 합니다. 즉 우리가 아는 것은 기껏해야 내가 경험하고 배운 것이라는 범위 안에 있는 것일 뿐, 그 바깥의 무한대에 대해선 여전히 무지의 영역임을 알고 있는 사람이야말로 지혜롭다는 뜻입니다.

안타깝게도 우리는 이 사실을 자꾸 잊습니다. 자연은 늘 우리의 무지를 일깨우며 겸손함을 일러줍니다. 태산도 하늘 아래 뫼에 지나지 않는다는 것을 잊지 않고 겸허한 자세로 살아가야 합니다.

3. 소박한 마음을 지니자

신영복 선생은 《강의》에서 동양 고전을 통해 동양에서는 자연이 최고의 질서이며, 자연이란 본디부터 있는 것이며 어떠한 지시나 구속을 받지 않는 '스스로 그러한 것self-so' 이라고 설명합니다. 또한 근대사회의 자본주의의 성장 논리와 서구 인본주의 자체가 반자연적이라고 주장합니다. 세계의 중심이 우주의 어떤 지점이 될 때, 자연의 질서 속에서 특정 분야의 불균형한 자기 확대가 곧바로 다른 것과 마찰을 일으키며 생성 관계를 파괴하는 것으로 나타나기 때문입니다. 여기서 인간도 예외는 아니며, 그런 의미에서 화려함보다는 절제하고 소박한 것에서 만족할 줄 아는 것이 자연의 순리를 따르는 행복한 삶이라고 주장합니다. 이는 북유럽 사람들이 중시하는, 자연의 순리를 따라 조화를 이루는 소박한 삶과 일맥상통합니다.

4. 조화롭게 살아가자

오늘날 우리가 겪는 만병의 근원은 태생적으로 자연의 일부인 우리가 자연의 질서를 거스르는 데서 시작된 것은 아닌지 생각해 봐야 합니다. 이에 대해 신영복 선생은《강의》에서 이렇게 말했습니다.

어떤 존재가 자기를 특별하다고 여기고 비대하게 만들면 생성 과정이 무너집니다. 생기生氣의 장場이 못 되는 것이지요. 특히 자연을 생기의 장으로 이해하고 있는 동양적 체계에서 과잉 생산과 과잉 축적의 문제는 바로 생성의 질서를 무너뜨리는 것이 아닐 수 없는 것입니다.

기후변화나 코로나19 같은 대재앙은 인간이 깨뜨린 자연의 질서가 우리에게 주는 경고일지도 모릅니다. 우리가 살길은 자연에 용서를 구하고 다시 자연의 질서 속으로 들어가 소박하고 조화롭게 살아가는 것입니다.

5. 지금 이 순간에 집중하자

포레스트 코드의 핵심은 '지금 이 순간'의 내 생각과 느낌을 투명하게 변화시켜 삶의 태도, 나아가 무의식, 존재, 미래까지 변화시키는 것입니다. 따라서 눈코 뜰 새 없이 한 덩어리로 뭉쳐 자동으로 돌아가던 시간을 초 단위로 쪼개어 느끼고 음미하는 연습이 무엇보다 중요합니다. 앞서 소개한 명상법, 호흡법, 걷는 법은 모두 지금 이 순간에 집중하는 힘을 길러줍니다. Here and Now, 지금 이 순간을 느끼는 것이 모든 변화의 열쇠입니다.

6. 편안한 마음을 지니자

숲이 주는 최고의 선물은 편안함입니다. 현대인이 겪는 불안이 쉽게 떨쳐내기 어려운 것이라 할지라도, 일상에서도 숲을 떠올리면 조금이나마 평온하게 지낼 수 있습니다. 편안한 마음을 최우선 가치로 삼는 태도로 포레스트 코드 실천을 습관화하세요.

7. 배려심을 갖자

늘 불안한 마음에 쫓기듯 지내는 사람은 타인을 배려하기 어렵습니다. 타인을 이겨야 내가 산다는 생각에서 벗어나 함께 협력해야 살아남을 수 있다는 상생으로의 전환이 필요합니다. 이를 위해 '있는 그대로의 내가 소중한 만큼 타인도 소중하다'라는 존중과 배려의 관점을 가져야 합니다. 주위를 둘러보면 마음이 넉넉한 사람이 배려도 잘합니다. 포레스트 코드를 실천하다 보면, 다른 존재 역시 나만큼 귀하다는 생각에 이르게 될 것입니다.

8. 건강한 음식을 먹자

"음식은 곧 약이고, 약은 곧 음식이다." 의학의 아버지 히포크라테스가 한 말입니다. 히포크라테스는 건강한 몸과 마음의 바탕으로 음식의 중요성을 강조했습니다. 히포크라테스는 우리가 먹는 것이 곧 우리의 몸이 되며, 음식은 약이 되기도 하지만 많이 먹으면 독이 된다고 했습니다. 저 역시 의학을 공부하면 할수록 매일 먹는 음식만큼 우리 건강에 영향을 끼치는 요소가 없다는 데 깊이 공감하게 됩니다. 히포크라테스가 그랬듯, 적지도 많지도 않은 적당한 음식과 운동이 건강을 위한 가장 훌륭한 처방이라는 점을 꼭 기억하길 바랍니다.

9. 숙면을 취하자

건강한 몸과 마음의 기본은 숙면입니다. 자는 동안 우리 몸은 휴식과 회복에 매진해 새로운 날을 시작할 에너지를 채웁니다. 장기간 불면증에 시달리면 텔로미어가 급속도로 짧아져 초고속 노화의 길로 들어선다는 것을 기억하세요.

10. 자주 걷자

《병의 90%는 걷기만 해도 낫는다》의 저자 나가오 가즈히로長尾和宏는 오랜 시간 환자를 본 결과를 바탕으로 고혈압, 당뇨, 고지혈증 같은 생활습관병부터 치매, 암, 우울증, 관절 류머티즘까지 대부분의 질병에 가장 좋은 약은 걷기라고 주장합니다. 현대인이 앓는 병의 대부분이 걷지 않는 습관에서 시작된다는 점을 기억하며, 오늘부터 가까운 공원에라도 나가 걸어 보세요.

6장

·

숲이 바꾸는
인생의 태도

숲에서 발견할 수 있는
창의성의 비밀

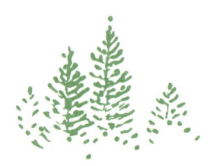

스페인, 하면 가장 먼저 누가 떠오르나요? 뛰어난 인물이 여럿 있겠지만, 그중에서도 안토니 가우디 Antoni Gaudí를 빼놓을 순 없겠지요. 그는 탁월함을 넘어 위대함의 경지에 이른 건축가라 할 수 있습니다. 그의 수많은 걸작 중에서 압도적 규모를 자랑하는 사그라다 파밀리아 성당을 보고 이렇게 감탄했던 적이 있습니다. "도대체 이 작가의 미친 상상력은 어디서 온 것일까?" 훗날 알게 된 사실이긴 합니다만, 가우디는 몬세라트의 기암괴석에 착안하여 사그라다 파밀리아 성당을 만들었다고 합니다. 결국 그의 스승은 자연이었던 셈이지요.

위대한 사상 또는 작품을 빚어낸 '창의력 마스터' 중에서는 '자연'에서 영감을 얻었던 경우를 어렵지 않게 볼 수 있습니다. 숲을 너무도 사랑하여 수년 동안 매일 숲을 산책하다가 《차라투스트라는 이렇게 말했다》를 완성한 니체, 매일 프린스턴대학교 숲을 하루도 빼놓지 않고 산책하며 상대성이론을 완성한 아인슈타인, 숲에 매료되어 아예 숲에 들어가 집을 짓고 수년 동안 자급자족하며 《월든》을 완성한 헨리 데이비드 소로, 어릴 때부터 숲에 사는 동물에게 관심을 갖고 그림을 그리다가 훗날 '피터 래빗'의 작가가 된 베아트릭스 포터 등 수없이 많은 작가, 철학자, 과학자가 숲에서 창의력의 날을 세웠습니다.

도대체 숲의 어떤 점이 그들에게 창의적이고 자유로운 사고방식을 제공했던 걸까요?

미시간대학교의 환경심리학자들은 개울이나 일출, 나비, 오래된 나무 등 자연적인 시각 요소를 바라볼 때 사람의 정신적 피로감이 어떤 영향을 받는지 조사했습니다. 그 결과 아름다운 풍경을 바라보면 도시의 인공적인 환경 때문에 발생하는 테크노스트레스에 대응하느라 지친 뇌가 휴식을 취하면서 피로에서 회복되어 새로운 방식으로 문제를 해결할 능력을 갖게 되는 것으로 나타났습니다. 자연 속에서 우리의 뇌는 편안하게 반응하고, 몽상하고, 배회하면서 자유롭게 창의성을 높입니다.

과학 저널 〈플로스 원〉이 발표한 바에 따르면, 나흘 동안 자연을 즐긴 사람들은 창의적인 문제해결 능력이 50%가량 향상되었습니다. 이는 자연환경과 창의력 사이에 분명한 상관관계가 있음을 보여주는 중요한 예입니다.

환경운동가 존 뮤어John Muir는 아이들이 세상과 직접 상호작용하는 과정에서 우리가 자연의 그물조직으로 이루어져 있고, 순환하고, 발달하며, 재생된다는 사실을 이해하게 된다고 설명합니다. 다시 말해 세상을 보고, 듣고, 만지고, 맛보는 등의 감각 경험을 통해 자연이 하나로 연결되어 있으며, 그 안에 속한 존재가 서로 자리를 맞바꾸거나 순환하는 모습을 보고 그로부터 신비함을 느낄 때, 아이들의 창의성은 꽃을 피울 수 있다고 설명합니다.

자연의 공간과 사람이 만든 공간을 모두 갖춘 학교에서 아이들의 놀이행태를 분석한 스웨덴, 호주, 캐나다, 미국의 논문들을 보면, 아이들은 자연 공간에서 더 창의적인 놀이를 하는 것으로 나타났습니다. 한 연구에 따르면 학교에 자연 요소가 많을수록 아이들은 상상력을 더 많이 발휘하고 남녀 아이들이 평등하게 놀 수 있는 가상극 놀이를 더 많이 하는 것으로 나타났습니다. 또 다른 연구에서는 자연 요소가 풍부한 곳에서 노는 아이들은 최근 가장 인간다운 감정으로 주목받는 '경이감'과 '신비감'을 더 깊이 느낀다고 합니다.

많은 사람이 숲에서 편안한 기분을 느끼며 심리적으로나 육체적으로 이완된다고들 합니다. 우리가 생활하는 일상의 환경과 숲에서의 뇌파 변화를 비교한 연구 결과에 따르면, 산림욕을 한 뒤 뇌파를 측정했을 때 알파파의 양이 눈에 띄게 증가한 것을 확인할 수 있습니다. 알파파는 사람이 안정된 상태일 때 나타나는 파장으로, 긴장과 초조 상태에서 나타나는 베타파 상태일 때와는 비교할 수 없을 만큼 기억력과 창의력, 집중력이 향상된다고 합니다. 일반적으로 알파파는 좋아하는 음악이나 자연의 소리를 들을 때 정신이 맑아지면서 발생합니다. 참선이나 기도 등에 빠져 있을 때도 알파파가 증가합니다. 숲속의 풍부한 산소도 우리의 창의력에 긍정적인 영향을 주는 것이지요.

뇌는 우리 몸무게의 2%밖에 안 되지만, 뇌가 산소를 소
비하는 양은 몸 전체가 소비하는 산소량의 약 25%를 차지
합니다. 산소가 희박한 고산지역이나 미세먼지가 많은 실
내환경에 있으면 두통이 생기고 실수의 빈도가 늘어나는
이유도 산소 때문입니다. 머리를 쓸수록 뇌에 더욱 많은 산
소가 필요한데 산소가 부족하면 집중력이 떨어지고 뇌 활
동도 감소해 정신적 피로가 쌓일 수밖에 없는 것이지요. 이
때 숲을 걸으며 산소를 충분히 들이마시면 저하된 집중력
이 회복되고 알파파도 많이 생깁니다.

요즘 날이 갈수록 AI가 발전하는 시대라고들 하지만,
여전히 인공지능이 쉽게 도달할 수 없는 인간만의 세 가지
특성이 있다고들 하지요. 바로 창의성, 감성, 공감력입니다.
그리고 이를 바탕으로 타인과의 연결을 도모하는 기관이
바로 인간의 뇌입니다. 뛰어난 지성들은 자연이야말로 창
의성과 공감력을 키울 수 있는 진정한 보고라고 입을 모아
말합니다. 숲에 가면 기고, 날고, 뛰어다니는 각종 생명체를
관찰하며 지구 공동체로서의 연대감을 기를 수도 있습니
다. 현재 기술 발달의 속도로 봤을 때 언어나 수학은 AI 시

대에 차별화된 능력으로 길러내기가 쉽지 않을 것입니다. 반면 다종다양한 생명체를 존중하고 그들과 함께 어울릴 수 있는 감성을 길러내는 것은, AI를 넘어 전 지구적인 '공존의 시대'를 살아가야 할 우리에게 필요한 상상력과 창의성의 밑거름이 될 것입니다.

불확실성이 드리우는 미래에도 삶을 주도해 나가고 싶다면, 아스팔트가 아닌 숲으로 가 보길 적극적으로 권유합니다. 거기서 인류가 오랫동안 길러 온 창의성의 비밀을 발견할 수 있을지도 모르니 말이지요.

삶을 성공으로 이끄는
숲의 넛지 기능

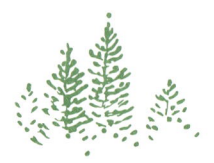

《성공하는 사람들의 7가지 습관》은 자기계발에 관심 있는 사람이라면 한 번쯤 들어봤을 책일 겁니다. 이 책은 경제지 〈포브스〉가 선정한 20세기 가장 영향력 있는 경제경영 도서 열 권 중 하나로 선정되기도 했지요. 저자인 스티븐 코비Stephen Covey 박사는 인생의 성장과 행복을 바란다면, 신체적·영적·감정적·정신적인 측면이 골고루 성장할 수 있도록 끊임없이 자신을 갈고 닦아야 한다고 강조합니다. 어떻게 해야 할지 감이 오지 않아 막연한 이야기처럼 느껴질 수 있을 겁니다. 자신을 갈고 닦는, 의외로 간단한 방법이 있습니다. 자연, 특히 숲을 가까이하면 자연스레 이 네 가지 측면을 균형 있게 성장시키는 법을 익힐 수 있습니다. 숲은 삶을 성공으로 이끄는 '넛지Nudge' 기능을 하고 있기 때문입니다.

넛지란 '슬쩍 찌르다', '주의를 환기시키다'라는 뜻으로, 상대방에게 대놓고 명령하는 대신 환경을 슬쩍 바꿔서 행동하게끔 만드는 방법입니다. 그리 대단해 보이지 않을 수도 있지만, 효과는 대단합니다. 넛지의 대표적인 사례로 남자 화장실 소변기 중앙에 그려 넣은 파리 그림을 꼽을 수 있습니다. 파리를 그리기 전에는 변기 주변이 무척 비위생적이었다고 합니다. 그런데 소변기 중앙에 파리를 그려 넣어 남자들의 조준 본능을 자극한 덕분에 변기 주변 위생이 크게 향상되었다고 합니다.

인간은 크게 두 가지 시스템에 의해 사고하는데, 본능적·직관적인 자동 시스템과 느리고 의식적인 노력이 필요한 숙고 시스템입니다. 문제는 생존에 필요한 에너지를 최대한 절약하기 위해 대부분의 일은 에너지를 최소로 사용할 수 있는 본능적·직관적 자동 시스템에 의존하여 의사결정을 한다는 데 있습니다. 똑똑하다고 자부하는 사람들이

비합리적인 선택을 하는 이유가 여기에 있습니다.

미국 애리조나대학교의 로버트 치알디니Robert Cialdini 교수는 《설득의 심리학》에서 우리가 일상적으로 본능적·직관적 자동 시스템에 의해 어떻게 부지불식간에 설득당하는지를 잘 설명하고 있습니다. 재미있는 점은 치알디니 교수가 이 책을 쓰게 된 동기 역시 생각지도 않았던 잡지를 정기구독한다거나 턱없이 비싼 옷을 선뜻 산 뒤에 이를 반성하는 데서 비롯되었다는 것입니다. 설득의 달인조차 무방비 상태로 당하게 한 비법 뒤에도 넛지가 있습니다. 상대방의 본능적·직관적 자동 시스템을 은근히 자극해서 자신이 원하는 방향으로 의사결정을 하도록 유도하는 달인들의 농간에 놀아난 것입니다.

이처럼 넛지는 우리의 모든 행동을 결정한다고 해도 과언이 아닙니다. 내가 무의식중에 누구에게서 넛지를 당하느냐에 따라 습관과 행동 패턴이 결정되고, 궁극적으로는 성공과 행복한 인생의 실현 여부에도 영향을 줍니다.

숲에는 자연의 넛지가 도처에 있습니다. 숲에 가면 자연의 부드럽지만, 강력한 설득이 시작됩니다. 먼저 숲에서 숨 쉬고 걷는 동안 혈압과 인슐린 저항성이 낮아지고 신체 기능이 좋아지기 시작합니다. 숲에서 분비되는 피톤치드는 들이마시는 순간부터 면역계를 강화하는 작용을 합니다. 숲에 가기만 해도 저절로 신체가 새로워지는 것이죠.

둘째, 숲에서는 스트레스 호르몬인 코르티솔 수치가 낮아지고, 잔뜩 항진되어 있던 교감신경계가 안정되기 시작합니다. 새가 지저귀는 소리와 시원한 계곡물 소리가 오감을 안정시키고, 나무 사이사이로 은은하게 비치는 햇빛이 비타민 D 합성과 세로토닌 분비를 촉진합니다. 햇볕이 헝클어진 바이오리듬 시계를 맞추고, 세로토닌이 수면 호르몬인 멜라토닌으로 전환되어 숙면을 함으로써 몸과 마음을 쉬게 하는 건 덤으로 찾아오는 넛지 효과입니다.

셋째, 숲은 감정도 새롭게 합니다. 우리는 일과 인간관계에서 오는 갈등으로 자존감에 상처를 받곤 합니다. 문제는 이 상처를 받기만 할 뿐 치유하지 않은 채 묻어 두는 데 있습니다. 상처받은 자존감은 좀처럼 회복되지 않고 덧날 때가 많습니다. 갈등을 해결하지 않으면 더 깊은 골이 생기는 것처럼 말입니다. 숲에 간다고 해서 바로 자신을 있는 그대로 사랑할 수 있게 되는 것은 아니지만, 고요한 숲길을 걷다 보면 자신을 돌아보고 좀 더 너그러워지는 쪽으로 마음이 움직이는 걸 느낄 수 있습니다. 아무 조건 없이 나를 받아주고 토닥이는 자연의 품에서는 자존감도 높아집니다. 또한 관계를 돈독하게 만들기도 합니다. 사랑하는 가족이나 친구와 함께 숲에 가면, 자연스럽게 여유롭고 너그러운 마음으로 대화하는 시간을 가질 수 있습니다.

넷째, 주기적으로 숲길을 걷다 보면 나도 모르게 자연 속에서 자신의 위치와 삶의 의미를 생각하게 됩니다. 숲이 주는 고요함과 맑고 깨끗한 공기로 가득한 환경은 사유의 한복판으로 우리를 데려가고 삶을 새로운 단계로 고양시킵니다. 의도치 않게 영적 '넛지 효과'를 보는 셈이죠.

동서양을 막론하고 숲을 예찬한 수많은 위인은 자신도 모르는 사이에 숲의 넛지 효과를 보지 않았을까요? 성공한 인생, 행복한 삶의 첫걸음은 일주일에 한 번 숲에 가는 실천에서 시작할지도 모릅니다.

세계에서 가장 행복한 나라가
자연을 대하는 방법

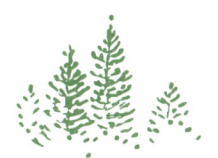

유럽 배낭여행 중 만난 노르웨이 출신 아이리스의 이야기를 듣기 전까지 북유럽은 막연하게 물가가 비싸서 가 볼 엄두가 나지 않는 나라였습니다. 그런데 아이리스의 이야기를 듣고 자연을 사랑하는 사람들이 사는 곳에 꼭 한번 가 보고 싶다는 생각을 했던 기억이 납니다.

아이리스에 따르면, 노르웨이 사람들은 자연을 행복한 삶을 위해 꼭 필요한 정신적 안식처라 여기며 틈만 나면 자연 속에서 시간을 보낸다고 합니다. 이런 삶의 방식이자 철학을 '프릴루프트슬리브 Friluftsliv'라고 합니다. '자유 fri',

'공기lufts', '삶 liv'을 차례로 이어 붙인 말로, 자유로운 공기를 만끽하는 삶이란 뜻입니다. 자연을 집처럼 여기고 편안하게 머무는 삶을 행복의 중요한 조건으로 생각하는 것이죠. 그래서 오슬로 시민의 75%가 한 달에 한 번 이상 숲에 가며, 노르웨이에서는 공유지든 사유지든 상관없이 숲, 산, 호수를 누구나 자유롭게 이용할 수 있도록 법으로 보장하고 있다고 합니다. 이는 노르웨이뿐만 아니라 다른 북유럽 국가와 스위스도 마찬가지입니다. 무척 부러운 시민성과 제도가 아닐 수 없습니다.

세계에서 살기 좋은 나라를 꼽을 때면 스칸디나비아반도의 노르웨이, 스웨덴, 핀란드가 늘 상위권을 다툽니다. 이 북유럽 국가가 행복한 비결은 언제나 세계인의 관심사입니다. 높은 GDP, 탄탄한 고용안정과 복지, 높은 교육 수준과 시민의식, 일과 삶의 균형 등 다양한 이유가 있겠지만, 전문가들은 이 국가들의 자연 친화적인 문화를 빼놓을 수 없다고 입을 모읍니다.

실제로 UN의 〈세계행복보고서〉에서 5년 연속 국가행복지수 1위를 한 핀란드 사람들의 자연 사랑, 그중에서도 숲에 대한 애정은 유명합니다. 핀란드인들은 숲을 안전하고 평온한 공간으로 여기며, 나무와 동물 사이에 숨어 숲과 하나가 된 느낌을 즐긴다고 말합니다. 특별한 활동을 하지 않더라도, 새소리나 바람에 흔들리는 나뭇잎 소리, 맑은 공기를 깊이 들이마시는 순간 자체를 소중히 여깁니다.

북유럽 사람들의 자연 사랑과 행복의 상관관계는 과학적으로도 근거가 충분한 이야기입니다. 〈환경과학기술〉에 실린 논문에 따르면, 숲을 산책하는 일은 불안감과 부정적인 기분을 줄여주는 효과가 큽니다. 또한 〈정서장애 저널〉에 실린 논문에는 숲뿐만 아니라 무엇이든 초록색을 띤 자연환경을 경험한 사람은 중요한 행복 결정 요소인 기분과 자존감이 향상되며 호수와 강, 바다 역시 행복감을 높이는 역할을 한다는 결과가 담겨 있습니다. 영국 에식스대학교 연구팀은 야외 활동을 하는 사람들을 연구한 결과, 녹지 공간에서 5분 동안 몸을 움직인 것만으로도 자신감과 사기가 올라간다는 사실을 밝혀냈습니다.

2018년 〈환경 연구와 공중 보건에 관한 국제 학술지〉에 발표된 일본 치바대학교 연구팀의 연구 결과 역시 주목할 만합니다. 20대로 구성된 585명의 실험 참가자들에게 각각 15분 동안 숲 산책과 도시 산책을 하게 한 후 감정 상태를 조사한 결과, 숲 산책 그룹은 우울, 긴장, 분노, 피로, 혼돈과 같은 부정적인 감정이 줄어들고 활력과 같은 긍정적인 감정이 유의미하게 향상되었습니다. 특히 흥미로운 점은 원래 긴장도가 높은 사람일수록 숲 산책의 효과가 더 컸다는 사실입니다.

이처럼 숲은 아주 짧은 시간 동안 있는 것만으로도 우리 감정에 큰 영향을 미칩니다. 숲에 이런 힘이 있다는 사실은 북유럽 사람들이 갖는 행복의 비결이 자연을 사랑하고 곁에 두는 생활습관과 철학에서 나온다는 것을 선명히 보여줍니다.

우리도 때로는 바쁜 일상에서 벗어나 숲이 주는 평온함과 치유의 힘을 경험해 보면 어떨까요? 프릴루프트슬리브, 자유로운 공기를 만끽하는 삶은 스칸디나비아반도가 아닌, 지금 우리 곁에 있는 숲에서도 충분히 누릴 수 있으니까요.

나다운 삶을 찾고 싶다면 숲으로 가라

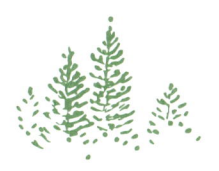

하버드대학교 교수이자 긍정심리학의 창시자 탈 벤 샤하르Tal Ben Shahar는 하버드대학교의 '행복 수업'에서 자존감이 행복의 핵심 요소라고 강조했습니다. 하지만 놀랍게도 샤하르 교수 역시 대학 4학년 때 불현듯 자신의 자존감이 아주 낮다는 사실을 깨달았다고 합니다. 장학금을 받을 만큼 성적도 좋았고, 친구들과의 관계도 원만했으며, 운동도 잘했지만 성공을 위해 끌려다니는 느낌을 지울 수 없었다고 합니다. 좋은 성과를 거둘 때마다 자존감이 높아지긴 했지만 얼마 지나지 않아 예전 수준으로 떨어지는 일이 반복되었습니다. 어쩌면 이런 자존감에 대한 결핍과 갈망이 그를 세계적으로 유명한 '자존감' 강의의 명수로 만든 원동력이 되었을지도 모릅니다.

샤하르 박사는 자존감을 의존적 자존감, 독립적 자존감, 무조건적 자존감의 세 가지로 구분합니다. 의존적 자존감은 타인의 칭찬과 인정에 의존하는 경향이 강합니다. 비교를 좋아해《백설공주》에 나오는 왕비처럼 삶의 원동력을 타인의 시선에서 찾습니다. 명성과 지위가 높은 일을 하길 원하며, 타인의 평가에 따라 감정이 좌우됩니다. 그러나 타인의 칭찬이나 비교를 통해 자존감을 형성한다면 행복을 느끼기 어렵습니다.

독립적 자존감은 타인의 평가에 좌우되지 않으며, 내면의 기준으로 자신을 판단합니다. 따라서 의존적 자존감보다 높은 수준의 자존감입니다. 자기만의 정확한 기준이 있어서 스스로 열심히 공부했는지, 일에 최선을 다했는지 제대로 평가할 줄 압니다. 어지간한 외부의 평가에 흔들리지도 않습니다. 오로지 과거의 자신과 비교하며, 끊임없이 진리를 추구하고, 부정적인 판단을 두려워하지 않습니다. 정해진 틀에서 벗어나는 것을 꿈꾸며, 남들이 한 번도 가 보지 않은 길을 선택할 때도 남의 시선을 신경 쓰지 않아 불안해하지 않습니다.

무조건적 자존감은 자연스럽게 존재하는 자연 상태를 뜻합니다. 안정적이며 타인의 평가에 구애받지 않고, 자기만의 기준에도 얽매이지 않습니다. 타인이나 자신과 비교하지 않으며 존재 그 자체를 중시합니다. 자신과 타인을 분리해서 생각하지 않고 대립 면에 놓지 않기 때문입니다. 따라서 일상생활에서도 자연스럽게 타인과 감정을 공유할 수 있고, 이는 인간관계에서 큰 매력으로 작용합니다.

자존감을 키우는 과정은 곧 자아실현의 과정입니다. 인간이 태어날 때는 자존감이 없지만, 시간이 흐르며 타인의 평가를 통해 의존적 자존감을 형성하고, 차츰 자아가 생기면서 독립적 자존감을 키워갑니다. 이 단계가 충분히 강해지면 자연스럽게 무조건적 자존감의 단계로 나아가게 됩니다.

하지만 현대 사회는 애완견이 도망가지 못하도록 목줄을 꼭 붙잡고 있는 주인처럼 의존적 자존감에서 벗어나지 못한 경우가 대부분입니다. 목줄은 너무나 견고하고 아름다워서 좀처럼 끊어내는 게 쉽지 않습니다. 특히 요즘은 저마다 SNS라는 사회적 목줄을 하고 끊임없이 서로를 비교하고 부러워합니다. 행복하게 살기 위해서는 내면의 목소리에 귀 기울이고 사랑하는 사람이나 가족, 친구의 기대와 압력 속에서도 자기만의 길을 걸어갈 수 있어야 합니다. 그와 동시에 나와 타인과의 서로 다름을 존중하고 협력할 수 있는 성숙한 인간이 되기 위해 노력해야 합니다.

인류의 지성들은 무조건적 자존감을 배우고 싶다면 자연으로 돌아가라고 말합니다. 잎사귀가 만발한 숲을 걸으며 존재 그 자체로 빛나는 자연을 보라고 합니다. 새소리, 계곡 소리, 수줍은 듯 피어오르는 꽃봉오리와 연둣빛 잎사귀, 어딘가 바삐 돌아다니는 다람쥐들, 바람에 흔들리는 크고 작은 나무들, 나비, 벌, 심지어 모기까지 각기 다른 생명이 서로를 부러워하지 않고 스스로 빛나고 있습니다. 비록 각자의 생존을 도모하고 있다 할지라도 함부로 남의 영역에 침범하지 않으며 서로 자연스럽게 공존하는 법을 알고 있습니다. 자연은 무조건적 자존감의 완벽한 교과서입니다.

물론 현실은 자연과 다릅니다. 완벽한 부모, 완벽한 성장환경, 완벽한 선생님은 유토피아에서나 가능합니다. 그래서 사람들은 의존적 자존감을 형성하는 시기에서부터 어려움을 겪기 시작합니다. 저 역시 30대 중후반이 될 때까지 독립적인 자아를 가지지 못해 지나치게 순종적이고, 자기주장이 없었으며, 별로 행복하지 못했습니다. 하지만 30대 중반부터 여러 나라의 숲을 트레킹하며 어렴풋이 독립적인 자존감, 나아가 무조건적 자존감에 대해 조금씩 배우기 시작했습니다. 그리고 독립적인 자아가 생긴 30대 후반부터 삶에 대해 진심으로 감사하고 행복하다고 느끼며 살 수 있었습니다.

자연을 체험한 사람들이 행복감을 느끼는 것은, 어쩌면 자연이 무의식에 파묻혀 있던 진정한 자아와 자존감을 다시 만날 수 있게 해주기 때문이 아닐까요? 그래서 우리는 더 자주 숲으로 향해야 합니다. 그래야 숲속 생명들이 서로를 부러워하지 않고 자기 자리에서 빛나듯, 우리도 각자의 삶에서 있는 그대로의 자신을 존중하며 행복해질 수 있을 겁니다.

집중력 도둑에 맞서는
우리의 자세

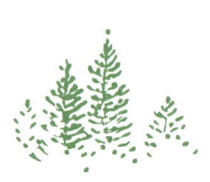

이 책의 초고를 거의 마무리할 무렵, 집중력이 바닥난 상태였습니다. 몇 년 전부터 준비해 왔던 병원의 개원을 앞두고 있었기 때문입니다. 본래 멀티태스킹에는 영 소질이 없는데, 상황에 쫓기며 몇 달 동안 매일 수십 가지 일을 결정하고 기억해야 했던 탓에 정신적 공황 상태나 다름없었습니다. 급기야 하루 전에 있었던 일도 잘 기억나지 않아서 인지능력에 문제가 생긴 건 아닌가 하는 의구심이 들 정도였습니다. 스트레스가 극에 달했을 때, 도망치듯 뉴질랜드로 떠났습니다. 병원 일을 시작하면 긴 여행을 하는 것은 거의 불가능하다는 선배의 조언을 따라, 버킷 리스트 중 하나였던 세계 3대 트레킹 코스인 '밀포드 트레킹'을 하기 위해서였습니다. 다행히 뉴질랜드의 자연과 숲은 병든 집중력을 서서히 회복시켜 주었고, 여행이 끝날 즈음엔 거의 '정상인'이 되어 있었습니다.

집으로 돌아오는 비행기에서 우연히 《도둑맞은 집중력》의 저자 요한 하리Johann E. Hari의 짧은 인터뷰 영상을 보았습니다. 《도둑맞은 집중력》은 〈뉴욕타임스〉 베스트셀러 작가이자 저널리스트인 저자가 휴대폰과 이메일에 끊임없이 집중력을 빼앗기며 깊이 사고하는 능력까지 잃을 위기에 처한 뒤, 집중력을 회복하려 노력하는 과정을 담은 책입니다. 하리는 오직 자연만이 존재하는 프로빈스타운으로 떠나 디지털 디톡스를 하며 세계 곳곳에서 일어나고 있는 심각한 집중력 붕괴 현상에 대한 글을 썼고, 이는 세계적인 공감을 일으켰습니다. 여러 경험과 조사를 통해 확신을 얻은 저자는 전 세계 과학자들과 전문가들을 만나 현대인의 집중력은 단순히 휴대폰과 인터넷을 절제하지 못하는 개인의 문제를 넘어서, 현대 사회의 시스템에서는 필연적으로 도난당할 수밖에 없다는 사실을 입증합니다. 저자는 테크 기업이 돈을 벌기 위해 어떻게 집중력을 흐트러트리는 연구를 하고 있는지, 멀티태스킹을 잘해야 유능하다는 말이 어떤 식으로 인간의 집중력을 병들게 하는지, 짧은 영상과 정보 위주의 글을 읽는 데 익숙해지는 것이 우리의 집중력에 어떤 영향을 끼치는지에 대해 다각도로 치밀하게 분석합니다. 동시에 현대인의 건강하지 못한 식습관과 수면 부족, 만성 스트레스가 '집중력을 훔치는 도둑들'이라고 설명합니다.

이 책을 읽으며 포레스트 코드의 마지막 퍼즐 한 조각을 찾아낸 기분이었습니다. 숲의 치유 능력의 핵심은, 우리가 집중력 도둑으로부터 해방될 수 있도록 돕는 데 있습니다. 저자의 주장처럼 현대 사회는 개인의 노력으로 극복하기에는 너무나 거대한 힘으로 다양한 각도에서 집중력을 훔쳐 갑니다. 실시간 알림 문자, 전화벨 소리, 인터넷에서 쏟아져 나오는 정보, 이메일, 수면 부족, 만성 스트레스, 건강하지 못한 음식, 광고, SNS의 '좋아요'를 확인하고 싶은 충동 등에서 우리는 완전히 자유로울 수 없습니다. 이런 와중에 집중력 도둑들은 우리의 고유한 사고와 몰입 능력을 마비시켜 인생의 의미를 찾을 수 없게 만드는 한편, 타인과 끊임없는 비교, 우울, 불안, 충동적 성향, 공허감 속으로 밀어 넣고 있습니다. 특히 아이들은 이 집중력 도둑들의 영향을 더욱 크게 받고 있어서 미래 사회가 더 암울하게 느껴집니다.

서울대학교 소비자학과 김난도 교수는 2024년 대한민국 트렌드 중 하나로 '도파민Dopamine'과 '파밍Farming'의 합성어인 '도파밍'을 꼽았습니다. 도파민이 나올 수 있는 행동이라면 무엇이든 시도하고 찾으려고 노력한다는 뜻입니다. 도파민은 뇌의 중추신경계에 존재하는 신경전달물질로 즐거움, 보상감을 주는 일명 '행복 호르몬'이지만, 과잉 분비되면 보상 회로의 과도한 자극과 도파민 수용체의 불균형으로 우리 뇌가 항상 도파민을 강렬히 갈망하는 도파민 중독 상태가 된다는 문제가 있습니다. 스탠퍼드대학교 중독의학 교수인 애나 렘키Anna Lembke는 세계적인 베스트셀러 《도파민네이션》에서 현대인의 뇌가 도파민 중독으로 서서히 망가지고 있음을 여러 임상 사례와 과학적 근거로 증명합니다. 중독성 물질, 건강하지 못한 음식, 자극적인 뉴스, 도박, 쇼핑, 게임, 채팅, 음란 문자, 페이스북, 인스타그램, 유튜브 등 오늘날 도파민 보상을 약속하는 자극들이 우리 뇌와 삶에 끼치는 파괴적인 영향력은 매우 강력합니다. 2023년 11월, 모바일 앱 시장 조사 업체인 와이즈앱, 리테일, 굿즈가 분석한 결과에 따르면, 같은 해 10월 한국인들의 유튜브 이용 시간은 총 1,044억 분에 달했다고 합니다. 이는 한국인들의 뇌가 디지털 도파민에 심각하게 중독되고 있다는 것을 잘 보여주고 있습니다.

이런 상황에서 숲은 현대인들의 집중력을 되찾아 줄 강력한 해독제가 될 수 있습니다. 싸구려 도파민을 이용해 우리를 유인하는 도둑들이 뿌려 놓은 마취제에서 깨어나기 위해서는 주기적으로 숲을 찾아 혼탁해진 전전두엽의 사고능력을 회복해야 합니다. 책 전반에 걸쳐 설명한 숲의 다양한 치유력은, 휴대폰의 전원을 끄고 숲에 가서 걷는 순간부터 해독 작업이 시작된다는 것을 보여줍니다. 그 해독 작업은 자동 시스템이라 우리가 별다른 노력을 하지 않아도 됩니다. 그냥 가서 숲을 보고 걷다가 조금 익숙해지면 그때부터 포레스트 코드를 실천하며 좀 더 적극적으로 몸과 마음을 해독할 수 있습니다. 이 해독 과정을 통해 우리는 요한 하리가 말한 "우리에게 진짜 중요한 것과 다시 연결"되는 상태로 나아갈 수 있습니다. 이런 일련의 해독 작업의 끝에 도달하면, 자동으로 심리학자 미하이 칙센트미하이가 설명한 '물 흐르는 것처럼 편안한 느낌', '하늘을 날아가는 자유로운 느낌'인 몰입의 상태에 도달하는 법을 알 수 있을 겁니다.

도파민 중독과 집중력 도둑들로부터 탈출하여 집중력을 되찾고 참된 나로 살아가고 싶다면, 지금 당장 숲에 가서 해독 프로그램을 실행하길 권합니다. 해독 코드명은 '포레스트 코드'입니다.

내가 경험한
한국의 좋은 숲 베스트 5

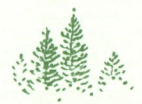

트레킹하기 전에

· **첫째, 계획을 세워 볼까요.**

봄은 봄대로, 가을은 가을대로 트레킹은 사계절이 모두 즐거

운 운동입니다. 하지만 기상예보 확인은 필수입니다. 그렇

지 않으면 자칫 낭패를 당할 수 있습니다. 언제, 누구와 함께

떠날지 결정하고 트레킹의 테마를 정해 장소를 찾아보는 것

도 즐거움 중 하나입니다.

· **둘째, 준비물을 챙겨 보세요.**

저도 처음에는 아무런 장비 없이 눈 오는 소백산에 올라가다

다른 등산객들의 걱정을 한 몸에 받았던 기억이 있습니다.

다행히 무사히 내려오긴 했지만, 몇 가지 장비들을 챙겨 가

면 더욱 안전하고 멋진 트레킹이 될 수 있습니다.

비쌀 필요는 없지만 안전한 등산화, 무겁지 않은 작은 배낭,

계절에 맞는 옷, 특히 스틱을 준비하면 무릎의 피로감을 덜

어주고 험한 길에서 균형잡기를 쉽게 하여 안전한 산행을 할

수 있습니다.

· **셋째, 간식을 준비하세요.**

간단한 스낵이나 과일, 오이, 물 같은 간식을 챙겨 가면 더욱

즐거운 트레킹이 될 수 있습니다.

트레킹에 필요한 운동과 자세

· **첫째, 간단한 스트레칭**

본격적으로 트레킹을 시작하기 전 간단한 준비운동을 하여

근육을 예열시켜주는 것이 중요합니다. 쓰지 않던 근육을 갑

자기 쓰게 되면 통증이나 부상의 위험이 커질 수 있기 때문입

니다.

관절을 풀어주고 근육을 늘려주는 데 효과적인 스트레칭 몇 가지를 소개합니다.

1. 손목 스트레칭

   가볍게 두 손을 들고 손목을 시계 방향으로 천천히 3~5회 정도 돌려줍니다. 반대 방향으로도 시행합니다.

2. 허리 스트레칭

   다리를 어깨너비보다 넓게 벌리고 무릎을 90도로 구부려 앉아 양손을 무릎 위에 올립니다. 상체를 오른쪽으로 90도 돌려 30초를 유지한 후 반대편으로도 실시합니다. 이때 숨은 내쉬어야 하며, 3~5회 정도 실시합니다.

3. 엉덩이 스트레칭

   한 발로 서서 다른 쪽 다리를 올려 양손으로 감싸 가슴 쪽으로 당깁니다. 30초간 자세를 유지한 후 좌우 번갈아 가며 3~5회 반복합니다.

4. 허벅지 스트레칭

   한 발로 서서 다른 쪽 발의 뒤꿈치를 잡아 최대한 엉덩이 쪽으로 끌어당겨 30초간 자세를 유지한 후 번갈아 가며 3~5회 실시합니다.

5. 종아리 스트레칭

    한쪽 다리를 살짝 굽힌 상태에서 다른 쪽 다리를 앞으로 내밉니다. 내민 다리의 발등을 최대한 당기고 그 상태에서 상체를 앞으로 숙여 15초간 유지합니다. 좌우 번갈아 가며 3~5회 실시합니다.

· **둘째, 올바른 트레킹 자세**

자세가 올바르지 못하면 조금만 걸어도 척추나 근육에 무리가 가기 때문에 트레킹의 효과를 제대로 볼 수 없습니다. 아래의 주의사항을 참고하여 트레킹의 효과를 높여 보세요.

1. 스틱을 잡을 때는 팔꿈치 각도가 90도를 이루도록 하여 하중을 분산시킵니다.

2. 시선은 한 곳에만 집중하지 말고 멋진 풍광과 숲을 골고루 보면서 걷습니다.

3. 어깨와 허리를 곧게 펴고 걷습니다.

4. 자기 속도에 맞게 걷습니다.

5. 발을 내디딜 때는 되도록 발바닥 전체를 사용합니다.

6. 30~50분마다 한 번씩 가볍게 휴식을 취해 컨디션을
조절합니다.

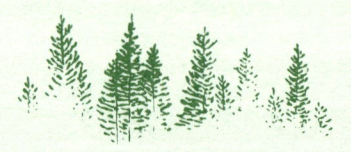

제가 경험한 숲 중 가장 좋았던 곳들을 이곳에 모아 보았습니다. 한국의 좋은 숲을 전국적으로 꼽자면 산림청에서 선정한 '100대 명품 숲'이나 '명품숲길 50선'을 참고해보실 수 있을 겁니다. 다만 여기서는 제가 직접 발을 딛고 보고 느껴본 숲길을 생생하게 소개하고, 해당 숲에서 즐길 만한 요소를 상세히 안내해 드리고자 합니다.

1. 내연산 폭포 12경

위치: 경상북도 포항시 북구 송라면

거리: 5.7km

시간: 2시간 30분

난이도: 무난해요

〈박원숙의 같이 삽시다〉라는 TV 프로그램에 소개되며 유명해진 코스입니다. 집에서 멀지 않아 자주 가는 곳인데, 사계절 모두 아름다운 숲입니다. 특히 숲길 옆으로 빼어난 절경의 폭포가 있어 처음 갔을 때 한국에도 이런 곳이 있다니 하며 눈을 떼지 못했습니다.

내연산 트레킹의 출발점은 보경사입니다. 금강소나무가 가득한 보경사를 둘러봐도 좋고 시간이 없다면 담장 아래 수로를 따라 바로 트레킹을 시작해도 됩니다. 서운암 갈림길에서 계속 수로를 따라가면 드디어 계곡이 나타납니다. 계곡의 수량은 위로 올라갈수록 점점 많아지며 군데군데 수석이 놓여 있습니다. 깊숙이 들어갈수록 아름다운 경치가 펼쳐집니다. 12폭포 중 제1폭포인 상생폭포가 두 물줄기를 쏟아내는 모습에 이어, 조금 더 오르면 병풍 같은 바위가 나옵니다. 그곳에 2~3개의 작은 폭포가 있는 제2폭포인 보현 폭포가 있습니다. 나무 계단을 따라 좀 더 올라가면 제3폭포인 삼보 폭포, 다시 산길로 돌아와 걸으면 선일대라는 절벽을 끼고 있는 제4폭포인 잠룡 폭포가 나옵니다. 좀 더 오르면 제5폭포인 무풍 폭포가 살짝 보이고 그 뒤로 보경사 최고 절경인 관음 폭포(제6폭포)가 비하대, 학소대 등의 기암을 병풍처럼 두르고 서 있습니다. 폭포 위로 연산 구름다리를 건너면 천지를 울리는 소리와 함께 대망의 하이라이트 제7폭포인 연산 폭포가 등장합니다. 겸재 정선이 이 폭포에 반해 〈내연삼용추도〉라는 그림을 남겼고, 우담 정시한은《산중일기》에서 "용추는 금강산에도 없는 것"이라 극찬했습니다. 여기서 용추는 폭포 아래 소를, 삼용추는 12폭포 중 연산 폭포, 관음 폭포, 잠룡 폭포를 가리킵니다. 저 역시 처음 연산 폭포를 보았을 때, 심장을 울리는 천둥 같은 소리에 전율과 경외감을 느꼈던 기억이 생생합니다.

내연산 폭포 트레킹은 여기까지만 해도 충분히 만족스럽습니다. 더 올라가면 12개의 폭포를 모두 감상할 수 있지만, 이 구간만으로도 숲과 계곡의 매력을 충분히 느낄 수 있습니다. 등산과 계곡을 함께 즐기고 싶은 분들은 보경사-문수봉-삼지봉-은폭포-보경사로 이어지는 14km, 약 7시간 코스도 추천합니다.

· 근처 가 볼 만한 곳

내연산 남쪽 끝자락에 자리한 경북수목원은 3,222ha 면적으로 조용하게 걷기 좋은 아름다운 곳입니다. 특히 전망대에서 둘러보는 전경이 훌륭합니다. 평균 해발 650m에 위치해 다른 수목원에서 찾아보기 힘든 고산식물도 관찰할 수 있습니다. 수목원은 총 22개로 이루어져 있는데 크게 전문수목원, 테마정원, 창포원, 침엽수원, 활엽수원으로 구분됩니다.

2. 김천 치유의 숲

위치: 경북 김천시 증산면 수도길 1237-89

거리: 5.7km(아름다운모티길)

시간: 2시간 30분

난이도: 무난해요

한국산림복지진흥원에서는 산림 복지를 위한 다양한 사업을 하고 있습니다. 대표적인 것이 국립 산림치유원, 국립 숲체원, 국립 치유의 숲, 국립 하늘숲 추모원 등입니다. 그중에서도 전국에 있는 국립 치유의 숲은 스트레스에 찌든 심신을 디톡스하고 싶을 때 추천합니다. 특히 김천 치유의 숲은 한 번도 안 가 본 사람은 있어도 한 번만 가 본 사람은 없을 정도로 숲을 사랑하는 사람들에게 인기가 많은 곳입니다. 전체 활용 면적 52ha 내 힐링센터, 세심정, 전망대, 데크 산책길, 숲속 교실, 습지원, 숲 명상길 등 다양한 코스가 있습니다. 그중에서도 은빛으로 빛나는 자작나무 숲은 이국적인 정취를 풍기면서 무척 아름답습니다. 또한 시민들의 건강을 위해 바디세러피, 마인드세러피, 웰니스세러피 등 다양한 힐링 숲체험 프로그램도 운영합니다.

· **근처 가 볼 만한 곳**

치유의 숲 근처에 있는 인현왕후길은 강력히 추천하는 트레킹 코스입니다. 폐위된 인현왕후가 김천 청암사에 머무는 3년간 매일 걸으며 불공을 들인 것에서 '인현왕후길'이라는 이름이 붙여졌다고 합니다. 전체 8km 정도의 구간으로 완주하려면 2시간 정도 걸리지만 조용하고 걷기 좋아서 포레스트 코드를 하기에는 안성맞춤인 곳입니다.

3. 속리산 세조길

위치: 충청북도 보은군 속리산면 법주사로 287

거리: 법주사 앞 주차장에서 법주사까지 1.2km, 법주사에서 세심정까지 2.7km, 법주사에서 용바위 휴게소까지 4.1km, 총 5.3km

시간: 법주사에서 세심정까지 왕복 코스로 2시간

난이도: 노약자들도 걸을 수 있을 정도로 무난해요

속리산 법주사에서 복천암까지 약 3.2km의 산책로로 구성된 세조길은 소나무 숲이 아름다울 뿐만 아니라 걷기 좋게 잘 조성된 트레킹 코스입니다. 조선시대 세조가 복천암에 있던 신미대사를 만나기 위해 순행한 길이자, 피부병에 걸려 요양차 속리산을 왕래했던 길이라고 해서 '세조길'이란 이름이 붙여졌다고 합니다. 사계절이 다 매력적이지만, 특히 가을에 속리산 법주사를 지나면 나오는 세조길 구간은 단풍 터널을 이루는 절경입니다.

법주사 일주문을 지나 왼쪽의 자연관찰로가 세조길입니다. 이 길을 따라 법주사 앞까지 간 후 법주사 앞에서 도로 오른쪽의 숲길을 따라가다, 도로를 건너 다시 숲길로 저수지까지 간 후 저수지길을 걸어 태평 휴게소까지 갑니다. 태평 휴게소를 지나 계속 가다 보면 나오는 나무 데크길을 따라가다 계곡을 건너 도로 옆 데크길에서 조금 더 올라가면 세심정이 나옵니다.

· **근처 가 볼 만한 곳**

속리산 법주사 주차장에서 차로 10분 거리에 있는 말티재 전망대는 말티고개를 한눈에 내려다볼 수 있는 아름다운 곳입니다. 구불구불한 길이 인상적인 말티고개는 세조가 속리산 행차 때 길을 낸 것에서 시작되었다고 하는데, 특히 노을이 한눈에 들어오는 고즈넉한 풍경을 보기에 좋습니다. 연중 무 휴로 개방되지만, 아침 9시에서 저녁 6시까지 개방 시간이 정해져 있습니다.

4. 인제 자작나무숲길

위치: 강원도 인제군 인제읍 원대리 산 75-22번지

거리: 원대리 임도 입구에서 자작나무 숲을 지나 다시 원대 리 임도 입구로 돌아오면 8km

시간: 약 3시간

난이도: 약간 경사가 있지만 가족여행으로 무난해요

강원도 인제군 원대리 자작나무숲은 인제 국유림 관 리소가 산불 확산을 막기 위해 1974년부터 1995년까지 41만 평 대지에 69만 그루를 심어 조성한 곳입니다. 그중 7만 5,000평을 일반인에게 개방했는데 현재 강원도 인제 를 대표하는 명소가 되었습니다. 안내소에서 등산로를 따 라 오르면 20년 이상 자란 자작나무가 눈앞에 펼쳐집니다.

단풍이 지는 가을과 겨울이 특히 아름답고, 탐방로가 다양해 안내소에서 지도를 확인하는 것을 추천합니다. 특히 1코스에 20년 이상 된 자작나무가 모여 있어 이국적인 풍경을 연출합니다. 유아 숲 체험원에서는 숲속 교실, 인디언 집 등 자연을 주제로 한 다양한 체험 활동도 즐길 수 있습니다.

· **근처 가 볼 만한 곳**

인제 방태산은 산림청에서 선정한 한국 100대 명산 중 하나로 빼어난 경치를 자랑하는 가을 단풍명소입니다. 방태산 등산 최단코스는 방태산자연휴양림-이단폭포-주억봉-원점 회귀로 5~6시간이 소요되는 11km 구간이며, 매주 화요일은 휴무라 이용할 수 없습니다. 가볍게 트레킹을 한다면 숲 산책로 2km 정도 구간만 걷기를 추천합니다.

5. 오대산 월정사 전나무숲길

위치: 평창군 진부면 오대산로 350-1

거리: 매표소에서 월정사 상원사까지 10.7km

시간: 4시간

난이도: 무난해요

오대산 트레킹 코스는 크게 비로봉 정상을 오르는 코스와 오대천 계곡을 따라 걷는 코스인 선재길로 나뉩니다. 선재길 코스의 출발점인 매표소를 지나 200m쯤 가면 월정사 일주문이 나오고 거기서부터 유명한 전나무숲길이 시작됩니다. 전나무숲길이 끝나면 월정사가 나오고 본격적으로 선재길이 시작되어 섶다리 오대산장을 거쳐 상원사 주차장에서 트레킹이 끝납니다. 전체 10.7km를 다 걸으려면 4시간 정도 걸리는데, 상원사에서 화사 거리까지 7km만 걸어도 좋습니다. 시원한 계곡 물소리와 함께 대부분 평지로 되어 있어 트레킹하기 좋습니다. 아이와 함께 가볍게 걷고 싶다면 총 1.9km 무장애 탐방로이자 순환형 코스인 월정사 전나무숲길만 걷는 것을 추천합니다.

· 근처 가 볼 만한 곳

평창 양떼목장은 대관령 정상에 위치하고 있는 대표적인 강원도의 관광지입니다. 올챙이 연못, 철쭉 군락지, 자작나무 쉼터 등 계절마다 다채롭게 즐길 수 있는 공간이 있어 매력적입니다.

한 곳만 가기 아쉬우시다면 평창 발왕산 중턱에 위치한 애니 포레를 추천합니다. 귀여운 알파카들과 가문비 치유의 숲을 만나볼 수 있습니다.

- Chorong Song et al(2016), Physiological Effects of Nature Therapy: A Review of The Research in Japan, *International Journal of Environmental Research and Public Health 2016*, 13, 781.

- Chorong Song et al(2018), Psysiological Benefits of Walking through Forest Areas, *International Journal of Environmental Research and Public Health 2018*, 15, 2804.

- Eleanor Petitt et al(2023), Medical Nature-Based Rehabilitation Program for individuals with Exhaustion Syndrome: Changes in Quality of Life, Exhaustion Symptoms and overall Health, *International Journal of Environmental Research and Public Health*, 20, 6677.

- Qing Li(2022), Effects of forest environment(Shinrin-yoku/Forest bathing) on health promotion and disease prevention -the Establishment of "Forest Medicine"-, *Environmental Health and Preventive Medicine*, 27:43.

- 나가오 가즈히로, 이선정 옮김,《병의 90%는 걷기만 해도 낫는다》, 북라이프, 2016.
- 다나카 요시오, 홍성민 옮김,《나는 101세, 현역 의사입니다》, 한국경제신문, 2021.
- 대한기능의학회 간행위원회,《만성피로의 기능의학적 관리》, 대한의학, 2019.
- 데일 브레드슨, 박준형 옮김,《알츠하이머의 종말》, 토네이도, 2018.
- 로버트 치알디니, 황혜숙·임상훈 옮김,《설득의 심리학 1》, 21세기북스, 2023.
- 리처드 루브, 김주희·이종인 옮김,《자연에서 멀어진 아이들》, 즐거운상상, 2017.
- 리처드 루브, 류한원 옮김,《지금 우리는 자연으로 간다》, 목수책방, 2016.
- 리처드 탈러·캐스 선스타인, 이경식 옮김,《넛지: 파이널 에디션》, 리더스북, 2022
- 마크 하이만, 이남진 옮김,《혈당 솔루션》, 한언출판사, 2014.
- 마크 하이만·캐시 스위프트 지음, 진용희·윤혜영 옮김,《신진대사 비만 OUT》, 한언출판사, 2014.
- 브루스 맥쿠엔, 이연경 옮김《스트레스의 종말》, 시그마북스, 2010.
- 세라 이벤스, 공보경 옮김,《당신의 하루가 숲이라면》, 한국경제신문, 2019.
- 스티븐 코비, 김경섭 옮김,《성공하는 사람들의 7가지 습관》, 김영사, 2023.
- 신영복,《강의: 나의 동양고전 독법》, 돌베개, 2004.
- 신원섭,《숲으로 떠나는 건강 여행》, 지성사, 2016.
- 신원섭,《치유의 숲》, 지성사, 2005.

- 애나 렘키, 김두완 옮김, 《도파민네이션》, 흐름출판, 2022.
- 에드워드 윌슨, 안소연 옮김, 《바이오필리아》, 사이언스북스, 2010.
- 엘리자베스 블랙번·엘리사 에펠, 이한음 옮김, 《늙지 않는 비밀》, 알에이치코리아, 2018.
- 요한 하리, 김하현 옮김, 《도둑맞은 집중력》, 어크로스, 2023.

질병 없는 삶을 위한 6주 숲건강 프로젝트

아픈 당신에게 숲을 처방합니다

1판 1쇄 인쇄 2025년 9월 17일
1판 1쇄 발행 2025년 9월 24일

지은이 서정아
펴낸이 고병욱

기획편집1실장 윤현주 **책임편집** 김경수 **기획편집** 한희진
마케팅 황예린 황혜리 권묘정 이보슬
디자인 공희 백은주 **제작** 김기창 **관리** 주동은 **총무** 노재경 송민진 서대원

펴낸곳 청림출판(주)
등록 제2023-000081호

본사 04799 서울시 성동구 아차산로17길 49 1010호 청림출판(주)
제2사옥 10881 경기도 파주시 회동길 173 청림아트스페이스
전화 02-546-4341 **팩스** 02-546-8053

홈페이지 www.chungrim.com **이메일** cr2@chungrim.com
인스타그램 @chungrimbooks **블로그** blog.naver.com/chungrimpub
페이스북 www.facebook.com/chungrimpub

ⓒ서정아, 2025

ISBN 978-89-352-1487-7 03510

※ 이 책은 저작권법에 따라 보호를 받는 저작물이므로 무단 전재와 무단 복제를 금합니다.
※ 책값은 뒤표지에 있습니다. 잘못된 책은 구입하신 서점에서 바꾸어 드립니다.
※ 청림출판은 청림출판(주)의 경제경영·자기계발 전문 브랜드입니다.